Acerca de NCCN Guidelines for Patients®

National Comprehensive Cancer Network®

AF884753

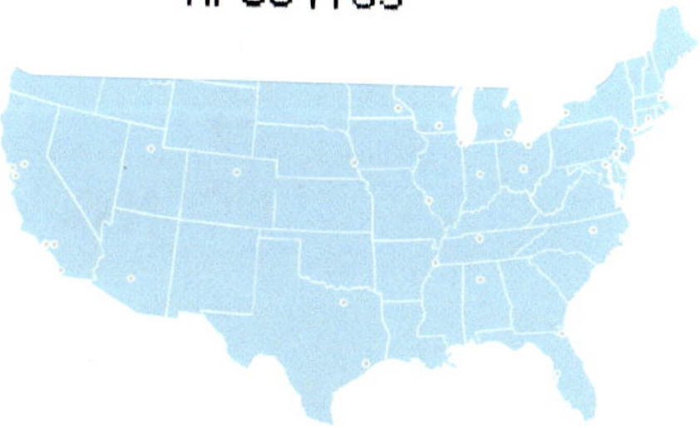

¿Sabía que los principales centros oncológicos de los Estados Unidos colaboran para mejorar la atención oncológica? Esta alianza de los principales centros oncológicos se denomina National Comprehensive Cancer Network® (NCCN®).

La atención oncológica está en cambio constante. NCCN elabora recomendaciones para la atención oncológica basadas en pruebas que utilizan los profesionales de atención médica de todo el mundo. Estas recomendaciones que se actualizan con frecuencia se denominan NCCN Clinical Practice Guidelines in Oncology (NCCN Guidelines®). NCCN Guidelines for Patients explican de manera sencilla estas recomendaciones de los expertos para las personas con cáncer y sus cuidadores.

Esta NCCN Guidelines for Patients se basa en NCCN Clinical Practice Guidelines in Oncology (NCCN Guidelines®) para leucemia mieloide crónica, Versión 1.2025, del 8 de agosto de 2024.

Ver NCCN Guidelines for Patients gratis en internet
NCCN.org/patientguidelines

Buscar un centro oncológico de NCCN cerca de usted
NCCN.org/cancercenters

Comuníquese con nosotros

Quiénes nos apoyan

NATIONAL COMPREHENSIVE CANCER NETWORK®
NCCN FOUNDATION
Guiding Treatment. Changing Lives.

NCCN Guidelines for Patients cuenta con el apoyo financiero de NCCN Foundation®

NCCN Foundation agradece profundamente a las siguientes empresas colaboradoras por hacer posible esta NCCN Guidelines for Patients: Novartis Pharmaceuticals Corporation y Pfizer Inc.

NCCN adapta, actualiza y aloja de forma independiente la guía de NCCN Guidelines for Patients. Nuestras empresas colaboradoras no participan en la elaboración de esta NCCN Guidelines for Patients y no se responsabilizan del contenido ni las recomendaciones que se incluyen en la presente guía.

Para hacer una donación u obtener más información, visite la página web o envíe un correo electrónico.

NCCNFoundation.org/donate

PatientGuidelines@NCCN.org

Contenido

NCCN Foundation tiene como objetivo apoyar a los millones de pacientes y familias afectados por un diagnóstico de cáncer mediante la financiación y distribución de NCCN Guidelines for Patients. NCCN Foundation también se compromete a avanzar en los tratamientos contra el cáncer subsidiando a los médicos prometedores del país en el centro de innovación en cuanto a investigación del cáncer. Para obtener más detalles y acceder a la biblioteca completa de recursos para pacientes y cuidadores, visite NCCN.org/patients.

National Comprehensive Cancer Network (NCCN) y NCCN Foundation
3025 Chemical Road, Suite 100, Plymouth Meeting, PA 19462, EE. UU.

1
Acerca de la LMC

La leucemia mieloide crónica (LMC) se debe a un único gen anómalo específico que se genera cuando un fragmento del cromosoma 9 y otro del cromosoma 22 se desprenden e intercambian su lugar. El resultado es un gen fusionado denominado *BCR::ABL1* y un cromosoma 22 acortado denominado cromosoma Filadelfia (Ph). Si no tiene el cromosoma Ph ni el gen *BCR::ABL1*, no tiene LMC.

Por qué debería leer este libro

Tomar decisiones sobre la atención oncológica puede ser estresante. Es posible que tenga que tomar decisiones difíciles bajo presión sobre opciones complejas.

Las NCCN Guidelines for Patients son fiables tanto para los pacientes como para los proveedores de atención médica. En ellas se explican con claridad las recomendaciones de atención actuales formuladas por respetados expertos en la materia. Las recomendaciones se basan en las investigaciones más recientes y prácticas de los mejores centros oncológicos.

La atención oncológica no es igual para todas las personas. Si sigue las recomendaciones de los expertos para su situación, tendrá más probabilidades de mejorar su atención y obtener mejores resultados. Utilice este libro como guía para encontrar la información que necesita para tomar decisiones importantes.

¿Qué es la LMC?

La leucemia mieloide crónica (LMC) es un tipo de cáncer de la sangre. La sangre es un tejido. Un tejido es un grupo de células que actúan en conjunto para cumplir una función. La función de la sangre es transportar el oxígeno y los nutrientes a todo el cuerpo y llevarse los residuos. La sangre también tiene una función importante para el sistema inmunitario y evitar el sangrado. La sangre tiene 4 componentes principales: plasma, glóbulos rojos, glóbulos blancos y plaquetas.

Tipos de células sanguíneas

La sangre contiene distintos tipos de células que flotan en el plasma. El plasma es un líquido transparente y amarillento constituido principalmente por agua.

Hay tres tipos de células sanguíneas:

- Los glóbulos rojos (o eritrocitos) transportan oxígeno a todo el cuerpo.
- Los glóbulos blancos (o leucocitos), que incluyen granulocitos, monocitos y linfocitos, combaten las infecciones.
- Las plaquetas (o trombocitos) ayudan a controlar el sangrado.

En la LMC, suele haber demasiados glóbulos blancos (granulocitos). A veces, también hay muy pocas o demasiadas plaquetas. Crónico significa que este cáncer empeora lentamente.

Los granulocitos incluyen:

- Neutrófilos
- Eosinófilos
- Basófilos

¿Cómo se forman las células sanguíneas?

La médula ósea es el tejido esponjoso que se encuentra en el centro de la mayoría de los huesos. Dentro de la médula ósea hay células que forman los elementos de la sangre llamadas células precursoras (hematopoyéticas). Todos los tipos de células sanguíneas se crean a partir de células madre sanguíneas. En un momento determinado, la médula ósea tiene células en distintas etapas de desarrollo, desde muy jóvenes (inmaduras) hasta casi completamente maduras. Este proceso se llama diferenciación. Las células madre sanguíneas dan lugar a glóbulos rojos (GR), glóbulos blancos (GB) y plaquetas (PLT), que luego se liberan en el torrente sanguíneo según sea necesario.

La función de las células madre sanguíneas es producir unas células llamadas intermedias que se convertirán en glóbulos rojos, glóbulos blancos y plaquetas. Estas células intermedias se denominan células progenitoras o precursoras.

Hay diferentes tipos de células progenitoras:

- Los **linfohemocitoblastos** se forman en linfoblastos que maduran en linfocitos.
- Los **mielohemocitoblastos** se forman en mieloblastos y otras células sanguíneas no linfoides.

Cromosoma Filadelfia

La leucemia mieloide crónica (LMC) se debe a un único gen anómalo específico que se genera cuando un fragmento del cromosoma 9 y otro del cromosoma 22 se desprenden e intercambian su lugar. El resultado es un gen fusionado denominado *BCR::ABL1* y un cromosoma 22 acortado denominado cromosoma Filadelfia (Ph).

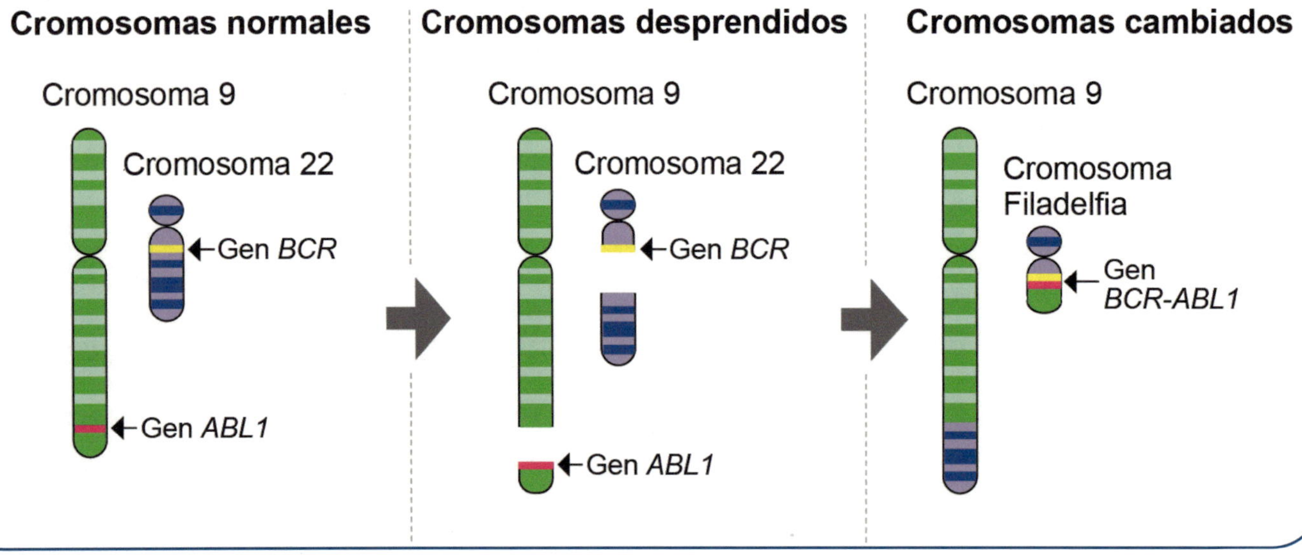

A menudo, en la LMC las células muy inmaduras o más inmaduras (mieloblastos o linfoblastos) se denominan simplemente blastos.

Se cree que la LMC surge de células madre sanguíneas que producen una mayor cantidad de mielohemocitoblastos. Sin embargo, una forma avanzada de LMC, denominada LMC en fase blástica (LMC-FB), puede provocar un aumento de la cantidad de linfohemocitoblastos o mielohemocitoblastos. El tipo de célula en fase blástica influirá en el tratamiento de la LMC-BP.

¿Qué causa la LMC?

Los orígenes de la LMC se remontan a un único gen anómalo específico denominado *BCR::ABL1*. Este gen fusionado se produce cuando un fragmento del cromosoma 9 y un fragmento del cromosoma 22 se desprenden y cambian de lugar. Esto crea un nuevo cromosoma 22 anormal que contiene una pequeña parte del cromosoma 9. Este nuevo cromosoma se denomina cromosoma Filadelfia (Ph) y es la característica distintiva de la LMC. Si no tiene el cromosoma Ph ni el gen *BCR::ABL1*, no tiene LMC. El gen *BCR::ABL1* no se encuentra en las células sanguíneas normales. No se transmite de padres a hijos. El gen *BCR::ABL1* produce una nueva proteína que genera un crecimiento incontrolado de las células sanguíneas. Este crecimiento conduce finalmente a la LMC. El objetivo del tratamiento de la LMC es detener la actividad de la proteína BCR::ABL1.

Las personas con LMC deben tratarse en los centros con experiencia en su tipo de cáncer.

¿Qué puede hacer para recibir la mejor atención?

Luche por usted mismo. Usted tiene un papel importante que desempeñar en su cuidado. En realidad, es más probable que obtenga la atención que desea si hace preguntas y toma decisiones compartidas con su equipo de atención médica. Considere la posibilidad de obtener la opinión de un especialista en LMC.

Las *NCCN Guidelines for Patients* le ayudarán a comprender los cuidados oncológicos. Con una mejor comprensión, estará más preparado para hablar de sus cuidados con su equipo y compartir sus inquietudes. Muchas personas se sienten más satisfechas cuando desempeñan un papel activo en su atención.

Es posible que no sepa qué preguntar a su equipo de atención médica. Eso es frecuente. Cada capítulo de este libro termina con una sección importante titulada *Preguntas para hacer*. Estas sugerencias de preguntas le ayudarán a obtener más información sobre todos los aspectos de su atención.

Dé el siguiente paso y siga leyendo para saber cuál es el mejor cuidado para usted.

Este libro está organizado en capítulos sobre lo siguiente:

- Pruebas
- Tratamiento
- Fases de la LMC

2
Estudios

La planificación del tratamiento comienza con los estudios. Se deben realizar estudios precisos para diagnosticar y tratar la LMC. Este capítulo presenta una descripción general de los posibles estudios que puede realizarse y qué puede esperar.

Resultados de los estudios

Los resultados de los análisis de sangre y la posible biopsia se utilizarán para determinar su plan de tratamiento. El tratamiento se basará en estos hallazgos.

Es importante que comprenda lo que significa cada estudio. Haga preguntas sobre los resultados de sus estudios. Los portales para pacientes en internet son una manera de acceder a los resultados de sus estudios.

Tenga en cuenta lo siguiente:

- Es beneficioso contar con un sistema de contención durante el diagnóstico y el tratamiento. Consiga la ayuda de amigos, familiares o pares que puedan proporcionarle transporte, comidas y apoyo emocional. Pueden ser diferentes personas que se ocupen de distintas tareas o cambiar con el tiempo.
- Trate de ir acompañado a las visitas al médico si es posible o que alguien escuche la conversación por teléfono o esté junto a usted en las consultas de telesalud.
- No dude en hacer preguntas y tomar notas durante las citas. Escriba las preguntas y pídale a un amigo o familiar que tome notas. Los cuidadores también deberían preguntar.
- Organice sus documentos médicos, lo que incluye los formularios del seguro, la historia clínica y los resultados de los estudios. Elabore una lista con la información de contacto de todos los miembros del equipo de atención médica e informe de los cambios a su médico de atención primaria. Incluya detalles sobre el tipo específico de cáncer, el tratamiento y las fechas en su lista de contactos.
- Pregúntele a su equipo de atención médica cuál es la mejor manera de comunicarse con ellos, especialmente en caso de emergencia.

Las pruebas utilizadas para diagnosticar la LMC se encuentran en la **Guía 1.**

Guía 1 **Estudios para la LMC**
Antecedentes médicos y examen físico que incluya el tamaño del bazo
Hemograma completo (HC) con fórmula leucocitaria
Perfil bioquímico, incluido el ácido úrico
Aspiración y biopsia de médula ósea
qPCR con IS para *BCR::ABL1* en sangre
Perfil de hepatitis B

Pruebas médicas generales

A continuación, se describen algunas pruebas médicas generales.

Antecedentes médicos

Los antecedentes médicos son un registro de todos los problemas de salud y tratamientos que ha tenido durante su vida. Prepárese para enumerar las enfermedades o lesiones que ha tenido y cuándo ocurrieron. Lleve una lista de los medicamentos nuevos y antiguos e incluso los de venta libre, herbarios o los suplementos que esté tomando. Algunos suplementos interactúan y afectan los medicamentos que su equipo de atención médica puede recetarle. Informe al equipo de atención médica sobre cualquier síntoma que tenga. Los antecedentes médicos, algunas veces llamados anamnesis, ayudan a determinar qué tratamiento es el mejor para usted.

Antecedentes familiares

Hasta la fecha, no existen pruebas concluyentes de que tener antecedentes familiares de LMC aumente las probabilidades de desarrollar esta enfermedad. Sin embargo, otros tipos de cáncer y enfermedades pueden ser hereditarios. El equipo de atención médica le preguntará sobre los antecedentes médicos de sus familiares consanguíneos. Esta información se llama antecedentes familiares. Pregunte a los miembros de ambos lados de su familia sobre problemas de salud como afecciones cardíacas, cáncer y diabetes, y a qué edad se los diagnosticaron. Es importante saber el tipo de cáncer específico o dónde comenzó el cáncer, si se encuentra en varios lugares y si se hicieron pruebas genéticas.

Examen físico

Durante un examen físico, el profesional sanitario puede:

- Tomar la temperatura, la presión arterial, el pulso y el ritmo de su respiración.
- Controlar su altura y peso.
- Auscultar el corazón y los pulmones.
- Observar sus ojos, oídos, nariz y garganta.
- Palpar y aplicar presión en distintas partes del cuerpo para ver si los órganos tienen tamaño normal, están blandos o duros o si duelen cuando los toca.
- Palpar los ganglios linfáticos agrandados en el cuello, la axila y la ingle.
- Palpar el abdomen y por debajo de la caja torácica izquierda para ver si el bazo está agrandado. El bazo agrandado es uno de los signos de la LMC.

Análisis de sangre

Los análisis de sangre comprueban si hay signos de la enfermedad y el funcionamiento de los órganos. Se necesita una muestra de sangre, que se extrae con una aguja que se introduce en una vena del brazo. A continuación, se describen algunos análisis de sangre.

Análisis de coagulación sanguínea

El cuerpo deja de sangrar cuando transforma la sangre en una especie de gel. Este gel se transforma en una masa sólida llamada coágulo sanguíneo. La coagulación es un proceso o serie de eventos. Para la coagulación se necesitan proteínas, llamadas factores de coagulación, que se producen en el hígado. Estos análisis se conocen en conjunto como perfil de coagulación o perfil de coagulación intravascular diseminada (CID).

La alteración del proceso de coagulación es habitual en la leucemia. Esto se llama coagulopatía. Es posible que tenga sangrado y moretones o coágulos sanguíneos.

Hemograma completo y fórmula leucocitaria

El hemograma completo (HC) mide los niveles de glóbulos rojos, glóbulos blancos y plaquetas en la sangre. Este análisis es una prueba clave que brinda una imagen de la salud general de la médula ósea. La fórmula leucocitaria cuenta la cantidad de cada tipo de glóbulo blanco (neutrófilos, linfocitos, monocitos, eosinófilos y basófilos). Además, verifica si las cantidades están equilibradas entre sí. La LMC suele causar un recuento elevado de glóbulos blancos o de plaquetas, pero a veces puede causar un recuento bajo de glóbulos rojos.

Perfil bioquímico

Un perfil o panel bioquímico mide los niveles de distintas sustancias liberadas a la sangre por el hígado, los huesos y otros órganos.

Creatinina

La creatinina es un desecho generado por los músculos. Cada persona genera una cantidad fija de creatinina todos los días según la cantidad de músculo que tenga. Se filtra de la sangre por los riñones. El nivel de creatinina en la sangre indica qué tan bien están funcionando los riñones. Tener niveles más altos de creatinina significa que los riñones no funcionan tan bien como cuando se tienen niveles más bajos.

Prepárese para hacerse muchos análisis de sangre.

Perfil de hepatitis B

La hepatitis es un virus que causa la inflamación del hígado. El virus de la hepatitis B (VHB) se transmite por contacto con la sangre y otros fluidos corporales. Un análisis de sangre mostrará si tuvo hepatitis en el pasado o si tiene la enfermedad hoy. Algunos tratamientos pueden hacer que el VHB se reactive, lo que puede causar daño hepático. Hay maneras de prevenir o tratar la reactivación.

Tipificación de HLA

El antígeno leucocitario humano (HLA) es una proteína que se encuentra en la superficie de la mayoría de las células. Desempeña un papel importante en la respuesta inmunitaria de su cuerpo. Los HLA son únicos para cada persona. Marcan las células de su cuerpo. El cuerpo detecta estos marcadores que indican que células son suyas. En otras palabras, todas sus células tienen el mismo conjunto de HLA. El conjunto de HLA de cada persona se llama tipo de HLA o tipo de tejido.

La tipificación de HLA es una prueba de sangre que detecta el tipo de HLA de la persona. Esta prueba se le realiza al donante antes de un trasplante de células hematopoyéticas (alogénico). Para encontrar un donante compatible, se comparan las proteínas con los glóbulos blancos del donante para ver cuántas de ellas son iguales. Se necesita una muy buena coincidencia para que el trasplante pueda ser una opción de tratamiento. De no ser así, su cuerpo rechazará las células del donante o las células del donante reaccionarán contra su cuerpo. En primer lugar se analizarán sus muestras de sangre y las de sus familiares consanguíneos.

Pruebas funcionales hepáticas

Las pruebas funcionales hepáticas (PFH) miden sustancias químicas que se producen o procesan en el hígado para observar el estado de este órgano. Si los niveles son demasiado altos o bajos, esto indica que el hígado no funciona bien.

Prueba de embarazo

A quienes puedan quedar embarazadas se les entregará una prueba de embarazo antes de comenzar el tratamiento.

Ácido úrico

El ácido úrico es liberado por las células cuando el ADN se descompone. Es un producto de desecho normal que se disuelve en la sangre y se filtra a través de los riñones donde se expulsa del cuerpo a través de la orina. El nivel excesivo de ácido úrico en el cuerpo se denomina hiperuricemia. En el caso de la LMC, puede deberse a un recambio rápido (muerte celular) de los glóbulos blancos (GB). Un nivel alto de ácido úrico podría ser un efecto secundario del tratamiento. Los niveles muy elevados de ácido úrico en la sangre pueden causar cálculos renales, daño renal y gota (inflamación de las articulaciones). Es posible que le receten alopurinol durante un breve período después de iniciar el tratamiento primario.

Fertilidad (todos los sexos)

El tratamiento dirigido y otras formas de tratamiento sistémico pueden afectar a la fertilidad o a la capacidad para tener hijos. Si cree que desea tener hijos en el futuro, consulte a su equipo de atención médica la forma en que el cáncer y su tratamiento podrían afectar su fertilidad.

La preservación de la fertilidad consiste en dejar sus opciones abiertas, ya sea que sepa que desea tener hijos más adelante o que no tenga la certeza en este momento. Los especialistas en fertilidad y reproducción pueden ayudarle a decidir qué es lo mejor para su situación.

Puede encontrar más información sobre la preservación de la fertilidad en NCCN.org/patientguidelines y en la aplicación NCCN Patient Guides for Cancer.

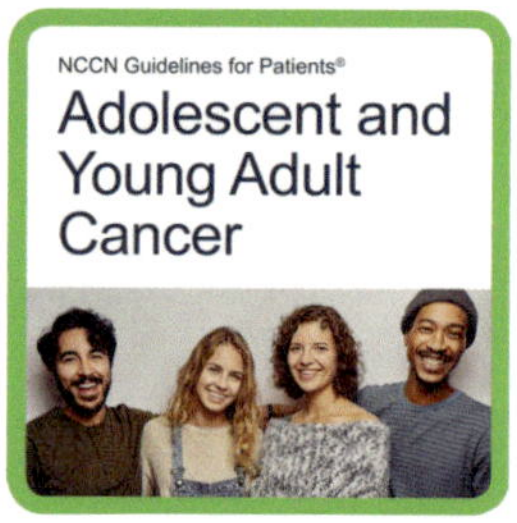

Estado funcional

El estado funcional (EF) es el nivel general de aptitud física de una persona y su capacidad para realizar tareas de la vida diaria. Su estado de salud general se calificará mediante una escala de estado funcional llamada índice de Eastern Cooperative Oncology Group (ECOG) o Karnofsky Performance Status (KPS). El estado funcional (EF) es un factor que se tiene en cuenta al elegir un plan de tratamiento. Sus preferencias sobre el tratamiento siempre son importantes.

Análisis de médula ósea

La leucemia comienza en la médula ósea. Para diagnosticar la LMC y determinar la fase en que se encuentra, se toman muestras de médula ósea y se analizan antes de iniciar cualquier tratamiento. Aunque a veces puede ser un procedimiento doloroso, su equipo de atención médica tratará de hacerle sentir lo más cómodo que sea posible. Por lo general, esta prueba solo se realiza una vez en el momento del diagnóstico. Sin embargo, si es necesario, puede repetirse durante el tratamiento o después de este.

Hay dos tipos de análisis de médula ósea que suelen realizarse al mismo tiempo:

- Aspiración de médula ósea
- Biopsia de médula ósea

En la biopsia de médula ósea, se toman muestras de hueso y médula. Para diagnosticar la LMC es necesario realizar una aspiración y una biopsia de médula ósea.

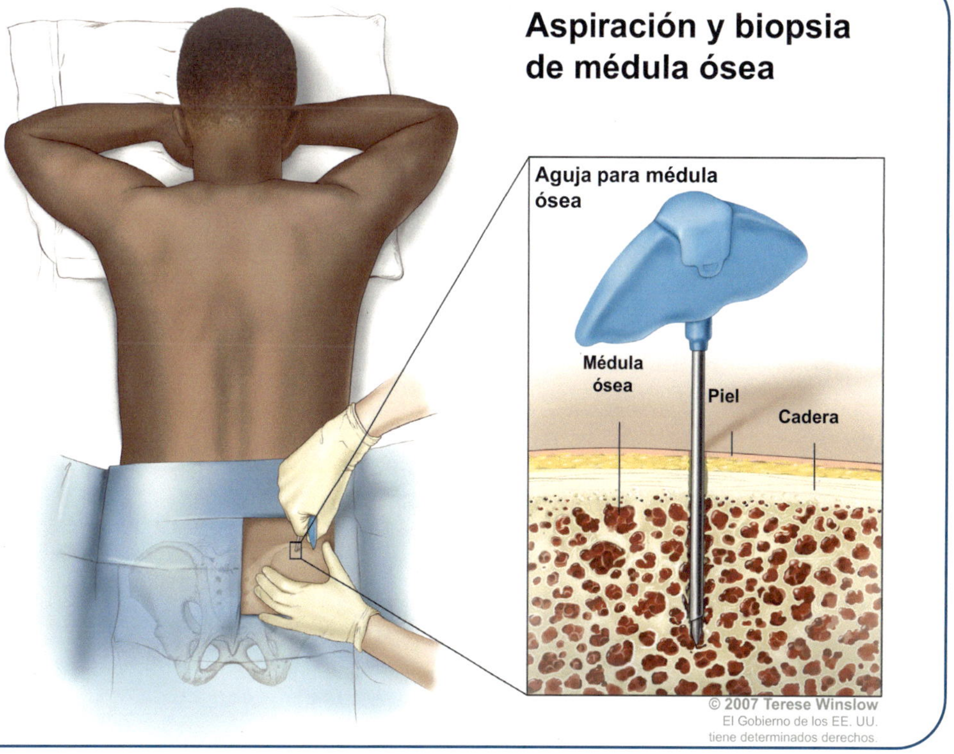

La médula ósea es como una esponja que retiene líquido y células. La aspiración extrae parte del líquido y células de esa esponja, y la biopsia extrae una parte de la esponja.

Normalmente, las muestras se toman de la parte posterior del hueso de la cadera (pelvis). Es probable que deba acostarse boca abajo o de costado. Los médicos primero limpiarán la zona y, luego, le administrarán un sedante o adormecerán la piel y la superficie externa del hueso. Para la aspiración, se introduce una aguja hueca en el hueso a través de la piel. La médula ósea líquida se extrae con una jeringa. Para la biopsia, se usa una aguja más ancha para extraer una muestra del núcleo. Puede sentir dolor en el hueso de la cadera durante algunos días. Pueden aparecer moretones en la piel.

Un anatomopatólogo debe revisar la muestra de médula ósea, quien es un experto en el diagnóstico de LMC. Este análisis suele denominarse análisis histológico, histopatológico o hematopatológico. El anatomopatólogo observará el aspecto general, el tamaño, la forma y el tipo de las células. Se realizarán pruebas con las células obtenidas por biopsia. Consulte sobre los resultados de su biopsia y qué significa para su tratamiento.

Citometría de flujo

La citometría de flujo es un método de laboratorio que se utiliza para detectar, identificar y contar células específicas. La citometría de flujo implica teñir las células con un tinte sensible a la luz. Las células teñidas se pasan a través de un haz de luz en una máquina. La máquina mide la cantidad de células.

La citometría de flujo se puede usar en células de sangre circulante (periférica) o en una muestra de aspiración de médula ósea. El hemograma sirve para contar la cantidad de glóbulos blancos, pero no puede detectar las diferencias sutiles entre los distintos tipos de cáncer de la sangre.
La citometría de flujo puede ayudar a detectar esas sutiles diferencias.

Estudios para detectar biomarcadores de LMC y cambios genéticos

Los estudios genéticos y de biomarcadores se utilizan para tener más información sobre su tipo de LMC, para dirigir el tratamiento y para determinar la trayectoria probable que tomará su cáncer (pronóstico). Este estudio genético es diferente del análisis genético de antecedentes familiares o el de riesgo de cáncer. Este estudio detecta cambios solo en las células de LMC que se han desarrollado con el paso del tiempo y no los cambios en el resto de las células del cuerpo. En las pruebas se buscará el cromosoma Filadelfia (Ph), que se utiliza para diagnosticar y ayudar a determinar la fase de la LMC. Es posible que se le clasifique en un grupo de riesgo en función de los tipos de anomalías genéticas detectadas.

Dentro de nuestras células, hay moléculas de ADN (ácido desoxirribonucleico). Estas moléculas están muy comprimidas en lo que se conoce como un cromosoma. Los cromosomas contienen la mayor parte de la información genética de la célula. Las células humanas normales contienen 23 pares de cromosomas para un total de 46 cromosomas. Cada cromosoma contiene miles de genes. Los genes son instrucciones codificadas para las proteínas producidas por las células. Una mutación se produce cuando algo sale mal en el código genético. Las proteínas se escriben de la siguiente manera: BCR::ABL1. Los genes se escriben en cursiva de la siguiente manera: *BCR::ABL1*.

Prueba de mutación

En las pruebas de mutaciones se utilizan métodos como el cariotipo, la hibridación fluorescente *in situ* (FISH), la reacción en cadena de la polimerasa (PCR) y la secuenciación de la próxima generación (NGS) para buscar cambios o anomalías específicos de las células de la LMC (genes y cromosomas). Algunas mutaciones pueden determinar el tipo de tratamiento administrado. Con el tiempo pueden surgir nuevas mutaciones sutiles resistentes a los fármacos en el gen *BCR::ABL1*. Pueden ocurrir a medida que la LMC progresa a fases avanzadas como la fase acelerada o blástica. Algunas mutaciones producen resistencia a ciertos tratamientos dirigidos. Hay muchas mutaciones posibles.

FISH

La hibridación fluorescente *in situ* (FISH) es un método en el que se utilizan unos tintes especiales llamados sondas que se adhieren a partes del ADN. Por ejemplo, las sondas se unen al gen *BCR* y al gen *ABL1*. El gen *BCR::ABL1* se detecta cuando los colores de las sondas se solapan por translocación. La translocación es el cambio de partes entre dos cromosomas. La translocación en *BCR::ABL1* también puede escribirse como t(9;22).

Con FISH, se pueden encontrar translocaciones que son demasiado pequeñas para ser vistas con otros métodos. Solo se puede usar para cambios conocidos. No puede detectar todos los cambios posibles que se encuentran dentro de los genes o cromosomas. A menudo, se necesita una muestra de médula ósea para obtener toda la información que necesita el equipo de atención médica para planificar sus cuidados.

Cariotipo

Un cariotipo es una imagen de sus cromosomas. El estudio de los cromosomas se denomina citogenética.

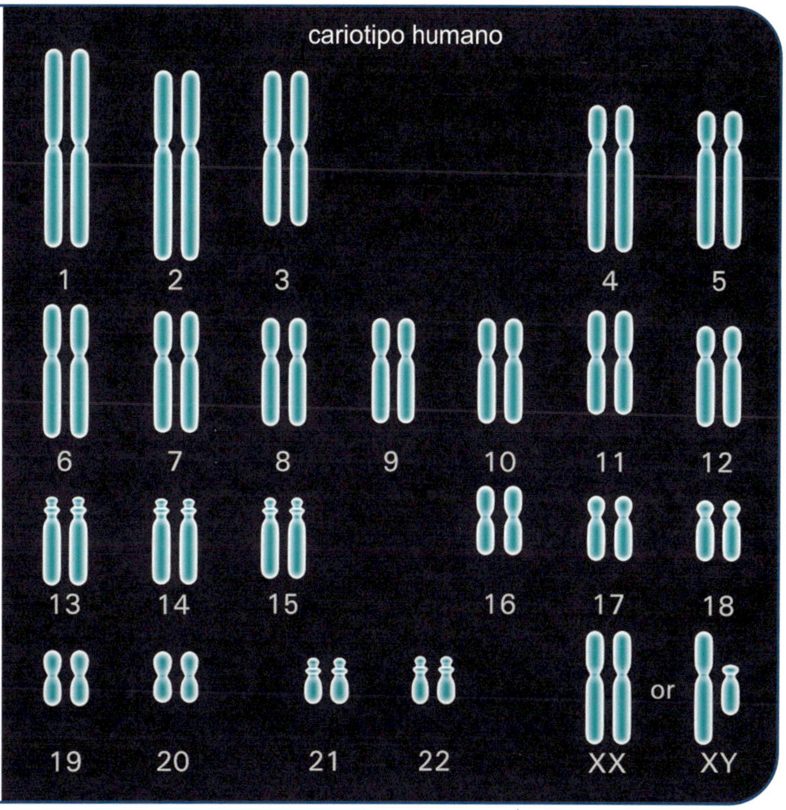

Cariotipo

Un cariotipo es una imagen de los cromosomas. Las células humanas normales contienen 23 pares de cromosomas para un total de 46 cromosomas. El cariotipo mostrará piezas de cromosomas adicionales, faltantes, reorganizadas o anormales. Como el cariotipo requiere células en crecimiento, se debe usar una muestra de médula ósea o sangre.

Translocación cromosómica y reordenamiento genético

La translocación de un cromosoma y reordenamiento del gen es el cambio de partes entre 2 cromosomas. Cuando se describe a nivel del cromosoma, se llama translocación. Cuando se describe a nivel del gen, se llama reordenamiento. Por ejemplo, una translocación entre los cromosomas 9 y 22 se escribe t(9;22) y se conoce como cromosoma Filadelfia (Ph). El reordenamiento genético se escribe *BCR::ABL1*.

Secuenciación de la próxima generación

La secuenciación de la próxima generación (NGS) es un método utilizado para determinar una parte de la secuencia de ADN de una persona. Indica si un gen tiene mutaciones que puedan afectar su funcionamiento. La NGS observa el gen de manera más detallada que los demás métodos y puede encontrar mutaciones que los demás métodos podrían pasar por alto.

PCR

La reacción en cadena de la polimerasa (PCR) es una técnica que puede producir millones o miles de millones de copias de su ADN o ARN (información genética). La PCR es muy sensible. Puede encontrar una célula anormal entre más de 100 000 células normales. Estas copias denominadas productos de PCR podrían utilizarse para la NGS.

qPCR (IS)

En la LMC se utiliza una PCR especial denominada reacción en cadena de la polimerasa con transcriptasa inversa cuantitativa (qPCR). Mide la proporción de células con el gen *BCR::ABL1* en comparación con las células normales con un gen necesario para mantener las funciones celulares básicas (denominado gen de mantenimiento), como *ABL1*. La cifra encontrada en la sangre se compara con un estándar internacional o valor de referencia denominado Escala Internacional (IS). Esta es la prueba más importante para controlar la respuesta al tratamiento. Pregunte a su equipo de atención médica si utilizan la qPCR (IS). Es la prueba de referencia para detectar y medir *BCR::ABL1*.

Debe realizarse una qPCR (IS) en el momento del diagnóstico inicial para buscar la presencia del gen *BCR::ABL1* en el cromosoma Filadelfia. Se le realizará esta prueba con frecuencia después de iniciar el tratamiento. Esta prueba puede denominarse PCR en tiempo real (RT-PCR) o transcriptasa inversa. El nivel de *BCR::ABL1* en la qPCR muestra cómo está respondiendo su enfermedad al tratamiento de la LMC y es una medida importante de su evolución.

Pruebas cardíacas

Las pruebas cardíacas o del corazón se realizan para evaluar qué tan bien funciona el corazón. Estas pruebas pueden utilizarse para controlar los efectos secundarios del tratamiento. Es posible que le deriven a un cardiólogo.

Electrocardiograma

Un electrocardiograma (ECG) muestra los cambios eléctricos del corazón. Revela información sobre la frecuencia y el ritmo cardíacos. El intervalo QT corregido prolongado (o QTc) ocurre cuando el músculo cardíaco tarda más de lo normal en recargarse entre latidos. Con frecuencia, esta interferencia eléctrica se puede detectar con un ECG. Ciertos tratamientos para la LMC pueden causar un QTc prolongado. Si el QTc se prolonga demasiado, puede causar ritmos cardíacos peligrosos.

Ecocardiograma

El ecocardiograma (o eco) utiliza ondas sonoras para generar imágenes. Es un tipo de ecografía. En esta prueba, se colocarán pequeños electrodos en el pecho para registrar los latidos del corazón. A continuación, se deslizará una varilla con gel en la punta por una parte del pecho desnudo. En la pantalla, se verá una imagen del corazón latiendo. Las imágenes se grabarán para verlas más adelante.

El ecocardiograma es una forma de medir la fracción de eyección, que es la cantidad de sangre bombeada desde el lado izquierdo del corazón cada vez que late. Si la fracción de eyección es baja, la cantidad de sangre que se bombea desde el lado izquierdo del corazón es más baja de lo normal.

Busque grupos de apoyo en su hospital local, a través de las redes sociales o en los recursos que se enumeran en la contratapa de este libro. Busque apoyo social en sus amigos, parientes, vecinos y compañeros de trabajo.

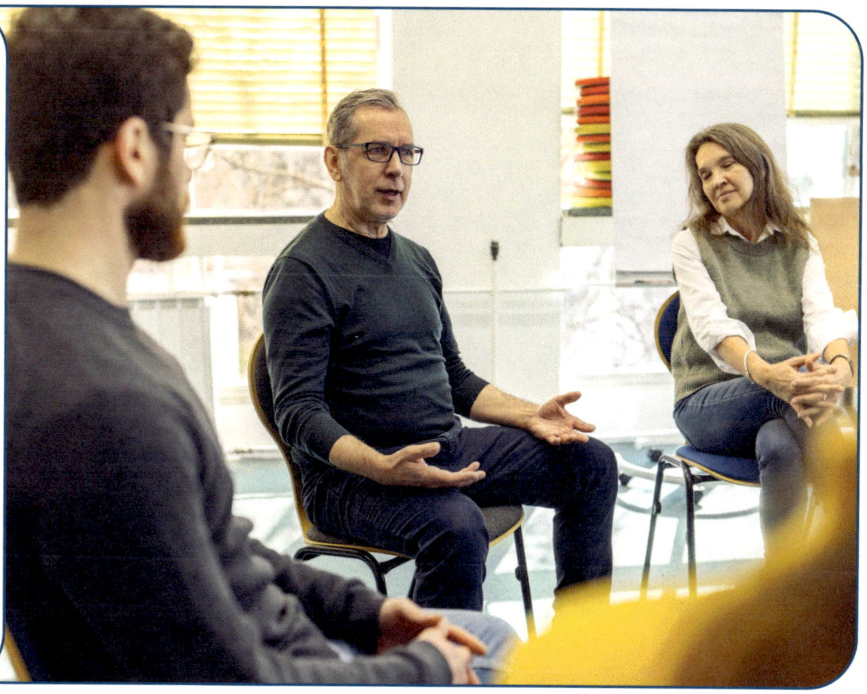

Puntos clave

- El diagnóstico de leucemia mieloide crónica (LMC) se confirma mediante una aspiración y biopsia de médula ósea.
- Las pruebas genéticas y de biomarcadores se utilizan para tener más información sobre la LMC, para dirigir el tratamiento y para determinar el curso probable que tomará su cáncer, lo que se denomina pronóstico.
- Una reacción en cadena de la polimerasa (PCR) especial denominada PCR cuantitativa con transcriptasa inversa (qPCR) que utiliza la Escala Internacional (IS) mide la proporción de células con la mutación del gen *BCR::ABL1*.
- En algunos casos, las células de la LMC pueden desarrollar mutaciones adicionales, que pueden incidir en las opciones de tratamiento. Por lo tanto, es posible que se le realicen pruebas de mutación antes del tratamiento para la LMC en fase avanzada.
- Hable con su equipo de atención médica si está embarazada o planea estarlo. Deberán evitarse ciertos tratamientos para la LMC si está embarazada o amamantando.

Preguntas para hacer

- ¿Qué tipo de cáncer tengo? ¿Qué significa esto en cuanto a mi pronóstico y opciones de tratamiento?
- ¿Hay algún hospital o centro oncológico cercano que se especialice en este tipo de cáncer?
- ¿Qué pruebas tendré que hacerme? ¿Con qué frecuencia se repiten?
- ¿Mi seguro cubrirá estos estudios?
- ¿Quién hablará conmigo sobre los pasos que debo seguir y cuándo?

3
Tratamiento de la LMC

En este capítulo se presenta una descripción general de los tratamientos que podrían realizarle. La LMC suele tratarse con tratamiento dirigido. El tratamiento dirigido se centra en características específicas o exclusivas de las células cancerosas, como la proteína producida por el gen *BCR::ABL1*.

La leucemia mieloide crónica (LMC) es muy tratable y se puede curar en determinadas circunstancias. Es importante hablar periódicamente con el equipo de atención médica sobre los objetivos y el plan de tratamiento.

Equipo de atención médica

El tratamiento de la LMC requiere un abordaje en equipo. Las decisiones sobre el tratamiento deben estar a cargo de un equipo multidisciplinario (EMD). Un EMD es un equipo de profesionales de la salud y de la atención psicosocial de diferentes entornos profesionales que tengan conocimiento y experiencia sobre su tipo de cáncer. Este equipo debe reunirse para planificar e implementar su tratamiento. Pregunte quién coordinará su atención.

Algunos integrantes de su equipo de atención médica le acompañarán durante todo el tratamiento del cáncer, en tanto otros estarán presentes durante ciertos momentos. Conozca a su equipo de atención médica y ayúdelos para que le conozcan a usted.

Usted conoce su cuerpo mejor que nadie

Ayude a que su equipo de atención médica entienda:

- Cómo se siente
- Qué necesita
- Qué funciona y qué no

Tenga a mano una lista de nombres e información de contacto de cada miembro de su equipo. Esto hará que sea más fácil para usted y cualquier persona involucrada en su cuidado saber a quién contactar si tiene preguntas o inquietudes.

Conozca a su equipo de atención médica y ayúdelos para que le conozcan a usted.

Su equipo puede incluir a los siguientes especialistas:

- El **hematólogo u oncólogo hematólogo** es un experto en enfermedades de la sangre y tipos de cáncer de la sangre.
- El **oncólogo médico** trata el cáncer en adultos usando tratamiento sistémico (farmacológico).
- El **anatomopatólogo o hematopatólogo** analiza las células y los tejidos extraídos durante una biopsia y aporta un diagnóstico de cáncer, estadificación e información sobre las pruebas de biomarcadores.

Tres fases de la LMC

La LMC puede tener tres fases. La mayoría de las personas con LMC se diagnostican en la fase crónica, pero un pequeño número puede diagnosticarse en la fase acelerada o blástica. Algunas personas con LMC pasan de la fase crónica a la fase acelerada o blástica.

Las tres fases de la LMC son:

- Crónica
- Acelerada
- Blástica

Las fases se determinan en función del porcentaje de glóbulos blancos inmaduros (blastos) presentes en la sangre y la médula ósea. La médula ósea normal contiene hasta un 5 por ciento (5 %) de blastos. Esto significa que lo normal es tener menos de 5 blastos por cada 100 células sanguíneas. En la LMC, el número de blastos puede ser superior al 5 %, pero suele ser inferior al 15 %. Un 15 % o más de blastos es signo de LMC en fase avanzada. Las fases acelerada y blástica se consideran fases avanzadas.

Fase crónica

La primera fase de la LMC se denomina fase crónica (LMC-FC). En esta fase, hay un aumento del número de glóbulos blancos en la sangre, la médula ósea o ambas. Menos de 15 de cada 100 células sanguíneas son mieloblastos (<15 %).

La LMC suele progresar muy lentamente en la fase crónica. Puede tardar varios meses o años en alcanzar la siguiente fase. En comparación con otras fases, la LMC-FC suele responder mejor al tratamiento.

Fase acelerada

La segunda fase de la LMC se denomina fase acelerada (LMC-FA). En esta fase, el número de mieloblastos es superior al normal o existen cambios cromosómicos que sugieren que el número de mieloblastos va a aumentar pronto. El número de glóbulos blancos también puede ser elevado. Otras células llamadas promielocitos y eosinófilos pueden estar aumentadas. Puede haber un número muy bajo de plaquetas en la sangre causado por la LMC y no por el tratamiento. En la fase acelerada, las células de la LMC pueden crecer más rápidamente.

En todas las fases, las células de la LMC contienen el cromosoma Filadelfia (Ph+). Sin embargo, en la fase acelerada, puede haber nuevos cambios anormales en el ADN (mutaciones) dentro de las células Ph+.

Fase blástica

La tercera y última fase de la LMC se denomina fase blástica (LMC-FB) o crisis blástica. Una vez que la LMC entra en la fase blástica, puede ser mortal y muy difícil de tratar. Por ello, uno de los principales objetivos del tratamiento de la LMC es prevenir la fase blástica. La fase blástica se produce a raíz de una serie de acontecimientos, como mutaciones genéticas adicionales y resistencia al tratamiento farmacológico específico. Sin embargo, a algunas personas se les diagnostica primero una LMC-FB (antes de cualquier tratamiento).

Un blasto es un glóbulo blanco muy inmaduro. Existe más de un tipo de glóbulo blanco. Tanto los linfohemocitoblastos como los mielohemocitoblastos se transforman en células blásticas denominadas linfoblastos o mieloblastos, según el tipo. Los blastocitos deben convertirse en un tipo de glóbulo sanguíneo.

Los linfoblastos normalmente maduran y se transforman en linfocitos, un tipo de glóbulo blanco. Los mieloblastos son responsables de todos los demás glóbulos sanguíneos no linfocíticos de la médula ósea, como los granulocitos, un tipo de glóbulo blanco, y también las plaquetas. Sin embargo, en la fase blástica de la LMC, el proceso de maduración normal está alterado.

- **En la LMC-FB mieloide,** el número de mieloblastos es muy elevado, al menos 30 de cada 100 células (30 %).
- **En la LMC-FB linfoide,** cualquier número de linfoblastos anormales es preocupante.

Las células blásticas pueden encontrarse en tejidos y órganos fuera de la médula ósea o la sangre. El tratamiento de la LMC-FB se determina en función de si los blastos son mieloides o linfoides.

Tratamiento sistémico

La LMC se trata con tratamiento sistémico. El tratamiento sistémico es una terapia con medicamentos que funciona en todo el cuerpo. Incluye el tratamiento dirigido, la inmunoterapia y la quimioterapia. La LMC suele tratarse con tratamiento dirigido. Los objetivos del tratamiento sistémico deben analizarse antes de comenzar el tratamiento. La elección del tratamiento toma en cuenta muchos factores, entre otros, la edad, otros problemas de salud y posibilidades de tratamientos futuros como un trasplante de células hematopoyéticas (TCH). Sus preferencias sobre el tratamiento son importantes. Si tiene creencias religiosas o personales sobre ciertos tipos de tratamiento, ahora es el momento de compartirlas con su equipo de atención médica.

Quimioterapia

La quimioterapia elimina las células de rápida división en todo el cuerpo, tanto las cancerosas como las normales.

El tratamiento habitual es la mejor manera que se conoce para tratar una enfermedad particular de acuerdo con los ensayos clínicos anteriores. Puede haber más de una pauta de tratamiento que se considere el tratamiento habitual. Pregúntele a su equipo de atención médica las opciones de tratamiento con las que cuenta y si podría participar de un ensayo clínico.

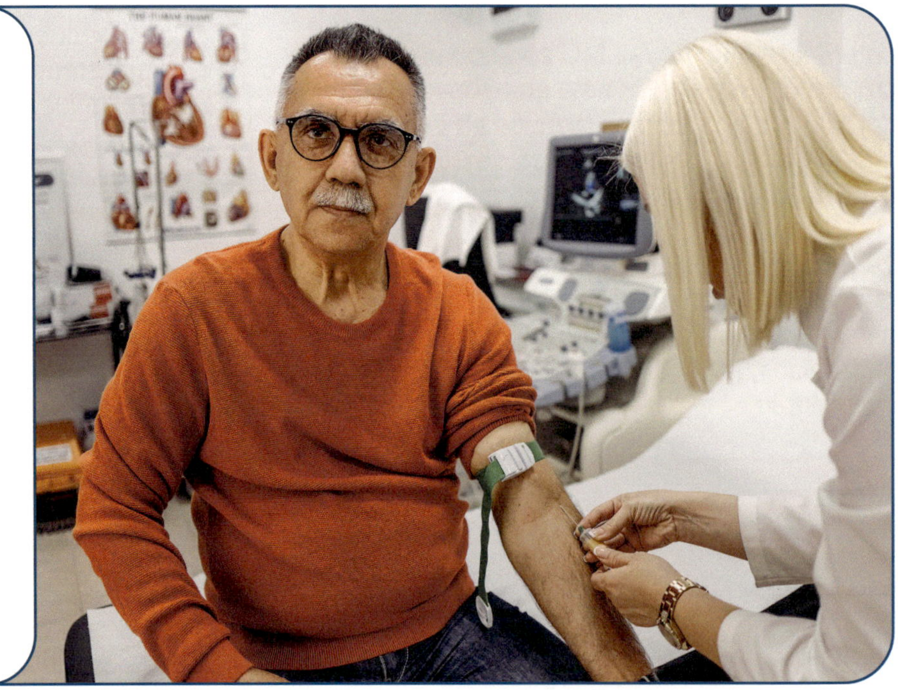

Esteroides

Esteroide es la abreviatura de corticosteroide. Los esteroides son versiones artificiales de las hormonas producidas por las glándulas suprarrenales. Las glándulas suprarrenales son pequeñas estructuras que se encuentran cerca de los riñones y que ayudan a regular la presión arterial y a reducir la inflamación. Los esteroides también son tóxicos para las células linfoides y pueden incluirse en el tratamiento. Los esteroides pueden causar efectos secundarios a corto y largo plazo.

Tratamiento dirigido

El tratamiento dirigido es un tipo de tratamiento sistémico que se centra en características específicas o únicas de las células cancerosas. Los tratamientos dirigidos buscan observar de qué manera las células cancerosas se desarrollan, se dividen y se mueven en el cuerpo. Estos medicamentos detienen la acción de las moléculas que colaboran con el crecimiento y la supervivencia de las células cancerosas.

Inhibidor de la tirosina cinasa

Un inhibidor de la tirosina cinasa (TKI) es un tipo de tratamiento dirigido que bloquea las señales que provocan el crecimiento y la diseminación del cáncer. Los TKI pueden utilizarse solos o en combinación con otros tratamientos sistémicos como la quimioterapia y la inmunoterapia.

Las tirosinas cinasas son proteínas celulares muy importantes para muchas funciones.
La proteína producida por el gen *BCR::ABL1* es una tirosina cinasa. Trasladan o transfieren sustancias químicas, llamadas fosfatos, de una molécula a otra. Los TKI bloquean esta transferencia, lo que detiene el crecimiento celular descontrolado en la LMC.

Los TKI son ligeramente diferentes entre sí, pero en general actúan de forma similar. Pueden causar diferentes efectos secundarios. Es posible que no

Advertencias sobre interacciones de los medicamentos y suplementos

Es posible que se le pida que deje de tomar o evite ciertos suplementos herbarios cuando se someta a un tratamiento sistémico. Algunos suplementos pueden afectar la capacidad de un medicamento para realizar su función. Esto se conoce como interacción de los fármacos.

Es fundamental hablar con su equipo de atención médica sobre cualquier suplemento que esté tomando. Algunos ejemplos incluyen lo siguiente:

- Cúrcuma
- Ginkgo biloba
- Extracto de té verde
- Hierba de San Juan
- Antioxidantes

Ciertos medicamentos también pueden afectar la capacidad de un medicamento para realizar su función. Los antiácidos, los medicamentos para el corazón o la presión y los antidepresivos son solo algunos de los medicamentos que pueden interactuar con el tratamiento sistémico o los medicamentos del tratamiento complementario que se dan durante el tratamiento sistémico. Por eso es importante que informe a su equipo de atención médica sobre cualquier medicamento, vitaminas, medicamentos de venta libre, herbarios o suplementos que esté tomando.

Lleve una lista con usted a cada visita.

se le administre un determinado TKI si tiene algún problema de salud, como afecciones pulmonares o cardíacas, o determinadas mutaciones.
A veces, un TKI dejará de funcionar si se produce una nueva mutación resistente al fármaco en las células de la LMC. A menudo, el cambio a otro TKI puede resultar útil.

TKI utilizados para tratar la LMC

TKI que pueden utilizarse para tratar la LMC (en orden alfabético):

- Asciminib (Scemblix)
- Bosutinib (Bosulif)
- Dasatinib (Sprycel)
- Imatinib (Gleevec)
- Nilotinib (Tasigna)
- Ponatinib (Iclusig)

Los TKI se dividen en primera, segunda e incluso tercera generación. En general, cada generación de un fármaco es más específica y actúa mejor sobre determinadas mutaciones. Esto significa que los TKI de segunda y tercera generación suelen ser más específicos, potentes y eficaces contra determinadas mutaciones. Sin embargo, pueden tener más efectos secundarios. Las opciones de TKI se basarán en su situación específica.

Si la LMC no parece responder a un TKI, se probará otro. Algunos fármacos pueden funcionar mejor y ser menos tóxicos. La dosis puede aumentarse o reducirse en función de la respuesta de la LMC al tratamiento. Se realizarán monitoreos minuciosos durante el tratamiento.

Lactancia materna

Las personas en tratamiento con TKI no deben amamantar. Los TKI pueden pasar a la leche materna. Si está amamantando o tiene previsto hacerlo, consulte a su equipo de atención médica. Hay opciones.

Efectos secundarios de los TKI

Los TKI pueden causar efectos secundarios. Si se siente mal o si un efecto secundario interfiere en su capacidad para realizar las tareas cotidianas, informe a su equipo de atención médica. Puede haber formas de ayudar a que se sienta mejor.
Es muy importante que siga tomando sus medicamentos aunque no se sienta bien. Hable con su equipo de atención médica antes de hacer cualquier cambio.

Los efectos secundarios son frecuentes con los TKI. Entre ellos se incluyen los recuentos sanguíneos bajos, la fatiga y el dolor musculoesquelético. Puede tener náuseas, diarrea y vómitos. Pueden producirse cambios en la piel, como erupciones cutáneas. Puede sentirse cansado y tener dolores de cabeza y fiebre. Puede producirse acumulación de líquido en las extremidades (edema) o alrededor de ciertos órganos. Los efectos secundarios graves incluyen problemas cardíacos, hepáticos e insuficiencia renal. No tome TKI durante el embarazo o la lactancia. Hable primero con su equipo de atención médica antes de dejar de tomar cualquier TKI.

Asciminib

El asciminib pertenece a una clase diferente porque se dirige a una zona distinta del gen *BCR::ABL1*. Es un tratamiento para las personas con LMC en fase crónica con una mutación del gen *BCR::ABL1* denominada T315I o puede utilizarse como opción de tratamiento de tercera línea en las personas con LMC en fase crónica sin T315I. Debe evitarse en personas que hayan tenido pancreatitis.

Bosutinib

El bosutinib es un TKI de segunda generación. Puede no ser recomendable para personas con problemas hepáticos, estomacales o digestivos (gastrointestinales).

Dasatinib
El Dasatinib es un TKI de segunda generación. Es posible que no se le indique si padece una enfermedad pulmonar o tiene problemas respiratorios. Existe una opción de dasatinib genérico más económico.

Imatinib
El imatinib fue el primer TKI aprobado por la FDA (Administración de Alimentos y Medicamentos) de los EE. UU. para tratar la LMC. Se ha estudiado durante mucho tiempo y sigue siendo una muy buena opción de tratamiento. Es una buena alternativa para las personas mayores, con otros problemas de salud más graves o con una LMC en fase crónica de bajo riesgo que no requiera un tratamiento agresivo. Existe una opción de imatinib genérico más económico.

Nilotinib
El nilotinib es un TKI de segunda generación. Puede que el nilotinib no sea lo mejor para quienes tienen problemas cardíacos (cardiovasculares), presentan riesgo de tenerlos o tienen anomalías electrolíticas. En pacientes que reciben nilotinib se han informado muertes súbitas. El nilotinib puede provocar un aumento del azúcar en sangre o empeorar la enfermedad vascular periférica. El nilotinib prolonga el intervalo QT, que puede detectarse en un electrocardiograma (ECG). Es probable que le realicen un ECG para controlar su corazón.

Ponatinib
El ponatinib es un TKI de tercera generación (3G). Es el tratamiento preferido para las personas con una mutación del gen *BCR::ABL1* denominada T315I, pero puede utilizarse como opción de tratamiento de segunda o tercera línea en las personas sin T315I. El ponatinib puede tener algunos efectos secundarios graves y no se utiliza como tratamiento de primera línea. Si recibe este tratamiento, es posible que le deriven a un cardiólogo para que controle su corazón.

Sus preferencias sobre el tratamiento siempre son importantes. Si tiene creencias religiosas o personales sobre ciertos tipos de tratamiento, coméntelas con su equipo de atención médica para que conozcan sus deseos. Juntos, usted y su equipo de atención médica elegirán el plan de tratamiento que sea mejor para usted.

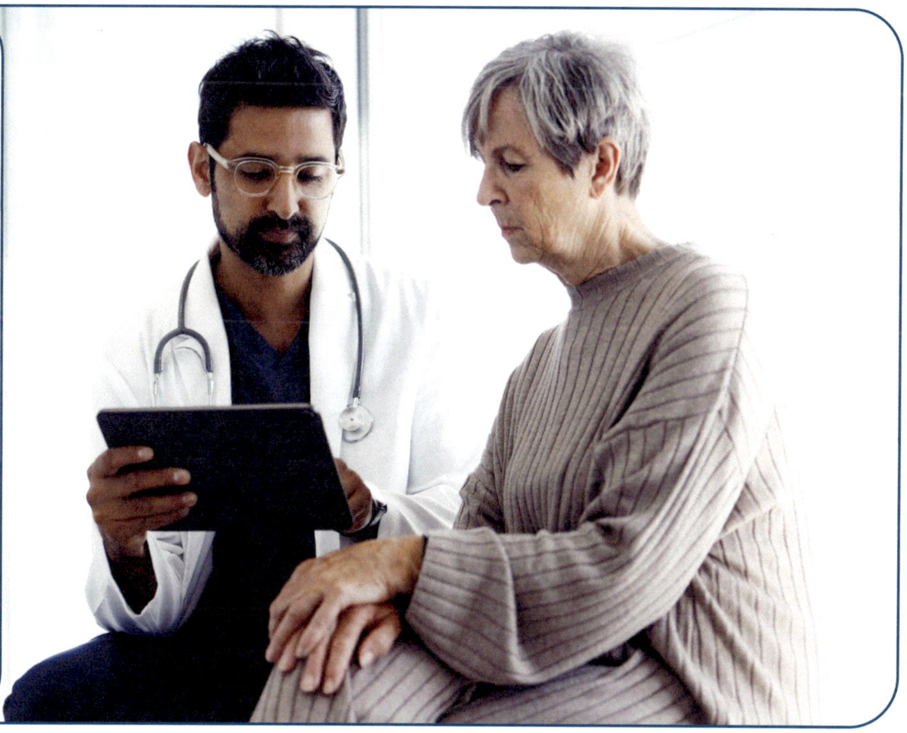

Trasplante de células hematopoyéticas

El trasplante de células hematopoyéticas (TCH) reemplaza las células precursoras hematopoyéticas que han sido destruidas por las altas dosis de quimioterapia o radioterapia como parte del proceso de trasplante. Una célula precursora hematopoyética es una célula muy inmadura que puede transformarse en cualquier tipo de célula sanguínea. Puede que lo conozca como trasplante de células hematopoyéticas (TCH) o trasplante de médula ósea (TMO). En este libro, se hará referencia como TCH. Los TCH se realizan en centros especializados. La mayoría de las personas con LMC no necesitan un TCH.

Hay dos tipos de TCH:

- **Autólogo:** se toman células precursoras de su cuerpo.
- **Alogénico:** las células precursoras provienen de un donante que puede o no ser su pariente. Únicamente el TCH alogénico se utiliza como posible opción de tratamiento en la LMC.

TCH alogénico.

El TCH alogénico utiliza células madre sanas de un donante. El donante puede o no ser su pariente. Antes de un TCH, se debe administrar un tratamiento para destruir las células de la médula ósea. Esto se conoce como acondicionamiento y crea espacio para las células madre sanas del donante. También debilita el sistema inmunitario para que su cuerpo acepte y no destruya las células trasplantadas. Se utiliza la quimioterapia para el acondicionamiento. También se podría administrar radioterapia como parte del tratamiento de acondicionamiento.

Después del acondicionamiento, recibirá una transfusión de las células precursoras sanas de un donante compatible con usted. La transfusión es una inyección lenta de hemoderivados a través de una vena. Esto puede llevar varias horas.

Las células precursoras trasplantadas llegarán a la médula ósea y se multiplicarán. Se formarán glóbulos sanguíneos nuevos y sanos. Esto se denomina incorporación del injerto. Suele llevar de 2 a 4 semanas. Hasta entonces, tendrá poca o ninguna defensa inmunitaria. Es posible que deba permanecer en una habitación muy limpia en el hospital o que le den antibióticos para prevenir o tratar infecciones. También se pueden necesitar transfusiones. Las transfusiones de glóbulos rojos se realizan para prevenir el sangrado y para tratar la anemia (cantidad de glóbulos rojos por debajo de lo normal). La transfusión de plaquetas se realiza para tratar la baja cantidad de plaquetas o el sangrado. Mientras espera que las células se injerten, es probable que sienta cansancio y debilidad. Este tratamiento tiene efectos secundarios muy graves y posiblemente mortales.

Posibles efectos secundarios

Cada tratamiento tiene efectos secundarios. Se realizarán controles para detectar infecciones, recidivas de la enfermedad y enfermedad de injerto contra huésped (EICH). En la EICH, las células del donante atacan su tejido sano normal. Existen tratamientos para la EICH. Consulte a su equipo de atención médica sobre los posibles efectos secundarios o complicaciones del TCH y cómo esto podría afectar su calidad de vida.

Puede encontrar más información sobre la EICH en NCCN.org/patientguidelines y en la aplicación NCCN Patient Guides for Cancer.

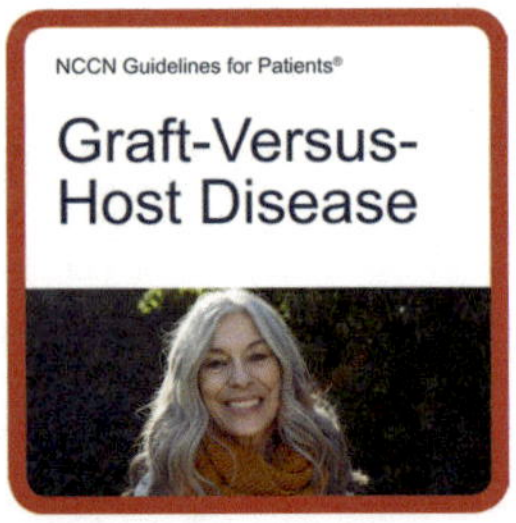

Ensayos clínicos

Un ensayo clínico es un tipo de estudio de investigación médica. Después de desarrollar y analizar en un laboratorio nuevas formas posibles de tratar el cáncer, es necesario estudiarlas en las personas. Si en un ensayo clínico se determina que un fármaco, un dispositivo o un método de tratamiento es seguro y eficaz, es posible que lo apruebe la Administración de Alimentos y Medicamentos de los Estados Unidos (FDA).

Todas las personas con cáncer deben considerar atentamente todas las opciones de tratamiento que existen para tratar su tipo de cáncer, incluidos los tratamientos estándares y los ensayos clínicos. Converse con su médico para evaluar si tiene sentido participar en un ensayo clínico.

Fases

La mayoría de los ensayos clínicos sobre el cáncer se centran en el tratamiento y se realizan por fases.

- Los ensayos de **fase 1** estudian la seguridad y los efectos secundarios de un medicamento en investigación o un método de tratamiento.
- En los ensayos de **fase 2**, se evalúa el grado en que un medicamento o método actúa contra un tipo de cáncer específico..
- Los ensayos de **fase 3** prueban el medicamento o el método en comparación con el tratamiento estándar. Si los resultados son buenos, puede ser aprobado por la FDA.
- Los ensayos de **fase 4** estudian la seguridad y el beneficio de un tratamiento aprobado por la FDA.

¿Quién puede inscribirse?

Depende de las normas del ensayo clínico, denominadas criterios de elegibilidad. Las reglas pueden referirse a la edad, el tipo y la etapa del cáncer, los antecedentes de tratamiento o el estado de salud general. Estos garantizan que los participantes se asemejen en formas específicas y que el ensayo sea lo más seguro posible para los participantes.

Consentimiento informado

Un equipo de investigación administra los ensayos clínicos. Este grupo de expertos revisará el estudio con usted en detalle, incluidos el propósito, y los riesgos y beneficios de participar. Toda esta información también se proporciona en un formulario de consentimiento informado. Lea el formulario detenidamente y haga preguntas antes de firmarlo. Tómese el tiempo que necesite para conversar con personas de su confianza. Tenga en cuenta que puede dejar el ensayo clínico y recibir un tratamiento fuera del ensayo clínico en cualquier momento.

¿Recibiré un placebo?

Los placebos (versiones inactivas de medicamentos reales) casi nunca se usan solos en los ensayos clínicos sobre el cáncer. Es común recibir el placebo con el tratamiento habitual o el medicamento nuevo con el tratamiento estándar. Antes de inscribirse, se le informará, verbalmente y por escrito, si el ensayo clínico tiene previsto el uso de un placebo.

¿Los ensayos clínicos son gratuitos?

No tiene que pagar nada para inscribirse en un ensayo clínico. El patrocinador del estudio paga los costos relacionados con la investigación, incluido el medicamento del estudio. Pero es posible que tenga que pagar otros servicios, como transporte o servicios de cuidado infantil, debido a las consultas adicionales. Durante el ensayo, continuará recibiendo la atención habitual contra el cáncer. Este tipo de atención a menudo está cubierta por este.

Tratamiento complementario general

El tratamiento complementario ayuda a mejorar su calidad de vida durante el tratamiento del cáncer y después de este. El objetivo es prevenir o controlar los efectos secundarios y los síntomas, como el dolor y la fatiga relacionados con el cáncer. También aborda los problemas mentales, sociales y espirituales a los que se enfrentan las personas con cáncer.

El tratamiento complementario está disponible para todas las personas con cáncer y sus familias, no solo para las que se encuentran al final de la vida. También se denomina cuidados paliativos.

El tratamiento complementario también puede ayudarle a:

- Toma de decisiones sobre el tratamiento.
- Coordinación de la atención médica.
- Pago de la atención médica.
- Planificación anticipada de la atención y relacionada con el final de la vida.

Efectos secundarios

Todos los tratamientos contra el cáncer pueden causar efectos secundarios. Los efectos secundarios dependen de muchos factores. Estos factores incluyen el tipo de medicamento y la dosis, la duración del tratamiento y la persona. Algunos efectos secundarios pueden ser muy perjudiciales para su salud. Otros pueden ser simplemente desagradables. El tratamiento puede causar efectos secundarios graves. Algunos son muy graves.

Pida la lista completa de efectos secundarios de su tratamiento. Además, avise a su equipo de atención médica si tiene síntomas nuevos o si se ha agravado alguno de los síntomas que presentaba. Puede haber formas de ayudar a que se sienta mejor. También hay formas de prevenir algunos efectos secundarios. Se controlará de cerca que no tenga efectos secundarios.

Todos los tratamientos para el cáncer causan problemas de salud no deseados llamados efectos secundarios. Es importante que le informe a su equipo de atención médica sobre todos sus efectos secundarios para que se puedan controlar.

Efectos tardíos

Los efectos tardíos son efectos secundarios que ocurren meses o años después de que se diagnostica una enfermedad o después de que se finaliza el tratamiento. Los efectos tardíos pueden ser causados por el cáncer o el tratamiento del cáncer. Pueden incluir problemas de salud física, mental y social y tumores secundarios. Cuanto antes se traten los efectos tardíos, mejor. Pregúntele a su equipo de atención médica qué efectos tardíos podrían presentarse. Esto le ayudará a saber qué alternativa buscar.

Supervivencia

Una persona es sobreviviente del cáncer desde el momento del diagnóstico hasta el final de su vida. Después del tratamiento, se controlará su salud para determinar los efectos secundarios del tratamiento y la reaparición del cáncer. Esto es parte de su plan de atención de supervivencia. Es importante que no falte a las visitas de seguimiento y a las citas para los estudios de diagnóstico por imágenes. Busque una buena atención médica de rutina, incluidas visitas regulares al médico para atención preventiva y estudios de detección de cáncer.

El plan de atención de supervivencia personalizado incluye un resumen de los posibles efectos a largo plazo del tratamiento, llamados efectos tardíos, y enumera las pruebas de seguimiento. Consulte cómo coordinará su proveedor de atención primaria con los especialistas para su atención de seguimiento. A medida que envejece y cuanto más tiempo esté en tratamiento con un TKI, considere la posibilidad de incorporar a otros miembros del equipo, como los cardiooncólogos.

Efectos secundarios

A continuación, se describen algunos posibles efectos secundarios. No se enumeran en orden de importancia. Algunos efectos secundarios son muy poco frecuentes.

Es muy importante cuidar de uno mismo a través de una buena alimentación, la ingesta de muchos líquidos, el ejercicio y las tareas que le den energía.

Anemia, neutropenia y trombocitopenia

Algunos tratamientos para el cáncer provocan baja cantidad de glóbulos sanguíneos.

- La **anemia** es una afección en la que su cuerpo no tiene cantidad suficiente de glóbulos sanos, lo que causa que se transporte menos oxígeno a las células. Puede cansarse fácilmente si tiene anemia.
- La **neutropenia** hace referencia a una disminución de neutrófilos, el tipo más común de glóbulo blanco. Esto implica un riesgo de sufrir infecciones.
- La **trombocitopenia** es una afección en la que no hay suficientes plaquetas presentes en la sangre. Esto implica un riesgo de sufrir sangrado.

Diarrea

La diarrea son evacuaciones intestinales frecuentes y acuosas. Su equipo de atención médica le dirá cómo tratar la diarrea. Es importante beber mucho líquido.

Angustia

Es común tener depresión, ansiedad y problemas para dormir y forman parte normal del diagnóstico de cáncer. Hable con su equipo de atención médica y con aquellas personas con quienes se encuentre a gusto sobre cómo se siente. Hay servicios, personas y medicamentos que pueden ayudarle. Cuenta con servicios de apoyo y asesoramiento disponibles.

Fatiga

La fatiga es un estado de cansancio físico o mental que se caracteriza por una falta de energía, motivación o resistencia. La fatiga puede ser provocada por el cáncer o puede ser un efecto secundario del tratamiento. Hágale saber a su equipo de atención médica cómo se siente y si la fatiga le impide hacer las cosas que disfruta. Cumplir con una dieta equilibrada, hacer ejercicio, yoga, acupuntura y recibir masajes puede ayudarle. Es posible que le deriven a un nutricionista o dietista para que le ayude con la fatiga.

Infección

Las infecciones ocurren con mayor frecuencia y son más graves en las personas con un sistema inmunitario debilitado. El tratamiento farmacológico para la LMC puede debilitar las defensas naturales del cuerpo contra las infecciones. Si no se tratan a tiempo, las infecciones pueden ser fatales.

La neutrocitopenia, una baja cantidad de glóbulos blancos, puede causar infecciones frecuentes o graves. Cuando una persona con neutrocitopenia también presenta fiebre, se denomina neutrocitopenia febril (NF). Con la NF, su riesgo de contraer infecciones graves puede ser más elevado de lo normal. Esto se debe a que una baja cantidad de glóbulos blancos puede causar una menor capacidad de combatir infecciones. La NF es un efecto secundario de algunos tipos de tratamientos sistémicos.

Náuseas y vómitos

Las náuseas y los vómitos son efectos secundarios comunes del tratamiento. Se le administrarán medicamentos para prevenir las náuseas y los vómitos.

Neuropatía

La neuropatía es un problema nervioso que causa dolor, entumecimiento, hormigueo, hinchazón o debilidad muscular en diferentes partes del cuerpo. Por lo general, comienza en las manos o los pies y empeora con el tiempo. La neuropatía puede ser causada por el cáncer o su tratamiento.

Neurotoxicidad

Algunos tratamientos pueden dañar el sistema nervioso (neurotoxicidad) y causar problemas de concentración y memoria. Puede sufrir convulsiones y confusión.

Dolor

Informe a su equipo de atención médica si sufre dolores o molestias. Es posible que se reúna con un especialista en cuidados paliativos o con un especialista en dolor para controlar el dolor. Algunas personas pueden beneficiarse con la radioterapia paliativa o el tratamiento de ablación para aliviar el dolor. Durante este tratamiento, se enfoca un haz de radiación sobre el tumor.

Calidad de vida

El cáncer y su tratamiento pueden afectar su bienestar general o calidad de vida.

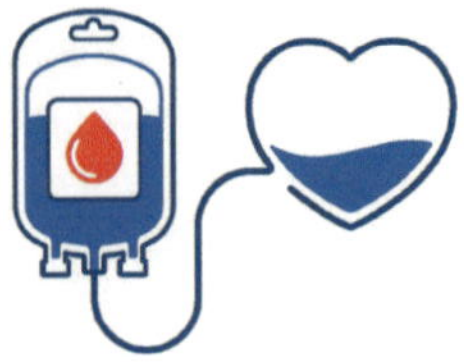

Transfusiones

La transfusión es un procedimiento común para reemplazar la sangre o los componentes de la sangre (glóbulos rojos o plaquetas). Se da a través de una vía intravenosa (IV), un tubo delgado que se introduce en una vena con una pequeña aguja.

- ✓ Todo el proceso puede tardar aproximadamente de 1 a 4 horas, dependiendo de la cantidad de sangre que se necesite.
- ✓ La mayoría de las transfusiones usan sangre de un donante. Algunas personas pueden elegir a un familiar o amigo para que donen sangre.
- ✓ Las transfusiones suelen ser muy seguras. La sangre donada se analiza, se manipula y se almacena cuidadosamente.
- ✓ El cuerpo de la mayor parte de las personas acepta las transfusiones de sangre sin inconvenientes. Pero, como en cualquier procedimiento médico, hay algunos riesgos. Hable con su equipo de atención médica para que le dé información específica sobre los riesgos.
- ✓ El tratamiento sistémico puede afectar la forma en la que la médula ósea produce nuevos glóbulos sanguíneos. Algunas personas en tratamiento para el cáncer pueden necesitar una transfusión de glóbulos rojos o plaquetas.

Puntos clave

- La LMC suele tratarse con tratamiento dirigido. El tratamiento dirigido afecta a una característica específica o única de las células cancerosas.
- Un inhibidor de la tirosina cinasa (TKI) es un tipo de tratamiento dirigido que bloquea las señales que provocan el crecimiento y la diseminación de determinados tipos de cáncer.
- El trasplante de células hematopoyéticas (TCH) reemplaza las células madre dañadas de la médula ósea por células madre sanas.
- Un ensayo clínico es un tipo de estudio de investigación médica.
- Todos los tratamientos para el cáncer causan problemas de salud no deseados llamados efectos secundarios. Es importante que le informe a su equipo de atención médica sobre todos sus efectos secundarios para que se puedan controlar.

Preguntas para hacer

- ¿En qué fase se encuentra mi LMC y cómo afecta la fase a mis opciones de tratamiento?
- ¿Qué puedo esperar del tratamiento?
- ¿Existen recursos que me ayuden a pagar el tratamiento u otros cuidados que pueda necesitar?
- ¿Soy candidato para un ensayo clínico?
- ¿Cómo se tratarán los efectos secundarios?

Recursos sobre el tratamiento complementario

Puede encontrar más información sobre el tratamiento complementario en NCCN.org/patientguidelines y en la aplicación NCCN Patient Guides for Cancer.

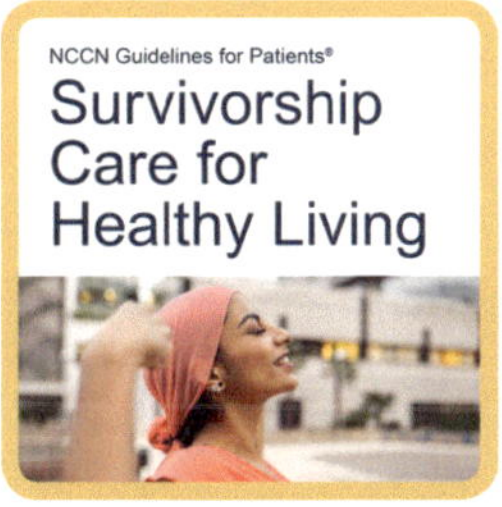

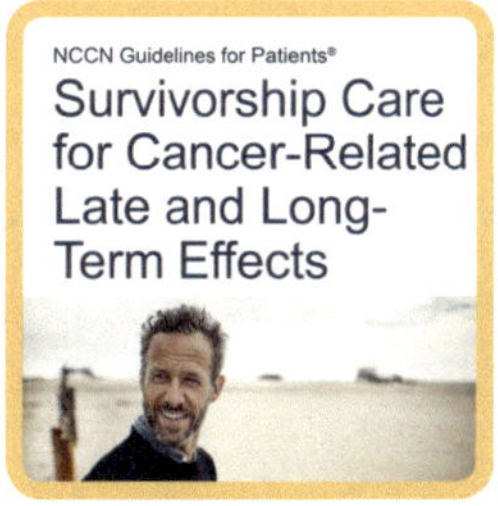

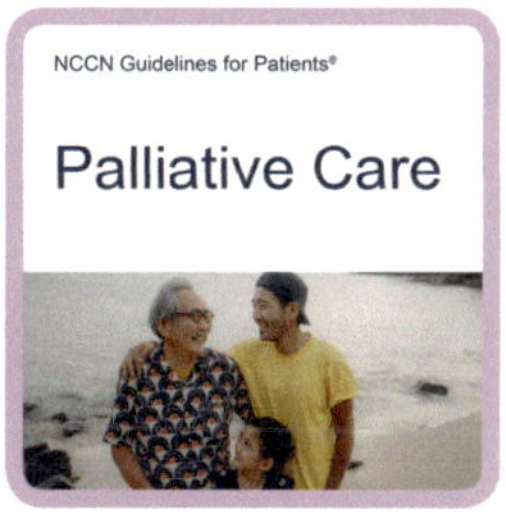

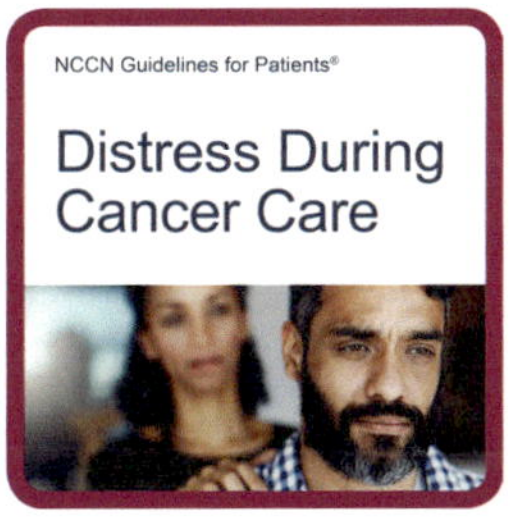

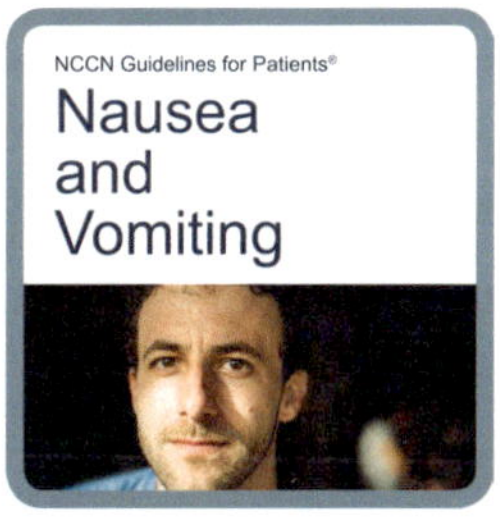

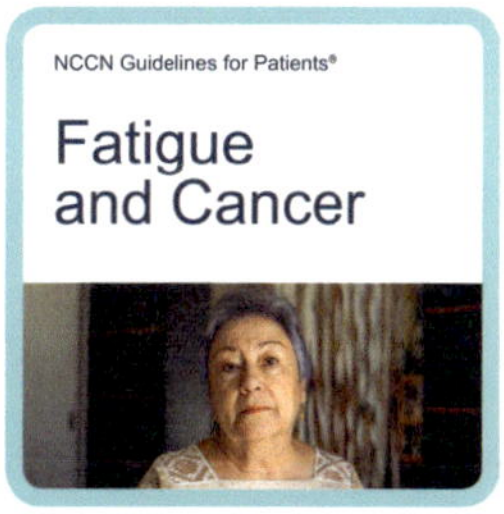

4
Fase crónica

En la LMC en fase crónica (LMC-FC), hay un aumento del número de granulocitos en la sangre, la médula ósea o ambas. La LMC-FC es tratable. Juntos, usted y su equipo de atención médica elegirán el plan de tratamiento que sea mejor para usted.

Descripción general

La LMC suele diagnosticarse durante la fase crónica de la enfermedad. En esta fase, hay un aumento del número de glóbulos blancos (llamados granulocitos) en la sangre, la médula ósea o ambas. En la LMC en fase crónica (LMC-FC), menos de 15 de cada 100 células sanguíneas son blastos (<15 %).

La LMC-FC responde bien al tratamiento. Sin embargo, si no se trata, la LMC-FC puede evolucionar a una LMC en fase acelerada (LMC-FA) o en fase blástica (LMC-FB), que es más difícil de curar.

La LMC-FC es muy tratable. El tratamiento incluye tratamiento dirigido o inhibidores de la tirosina cinasa (TKI). Acuda a las consultas de seguimiento y realícese las pruebas. Puede tener una expectativa de vida entre normal y cercana a la normalidad si la LMC entra en remisión y sigue tomando los medicamentos según lo prescrito.

Sin embargo, no todas las personas con la enfermedad responden al tratamiento de la misma manera. Algunas personas pueden mejorar más de lo esperado. Otras, todo lo contrario. También son muy importantes factores como su estado de salud general o si tiene enfermedades graves.

Guía 2
Grupos de riesgo

Bajo	• El índice de Sokal es inferior a 0,8. • El índice de Hasford (EURO) es igual o inferior a 780. • El índice de supervivencia a largo plazo EUTOS (ELTS) es de 1,5680 o menos.
Intermedio	• El índice de Sokal oscila entre 0,8 y 1,2. • El índice de Hasford (EURO) está entre 781 y 1480. • El índice de EUTOS está entre 1,5680 y 2,2185.
Alto	• El índice de Sokal es superior a 1,2. • El índice de Hasford (EURO) es superior a 1480. • El índice de EUTOS es superior a 2,2185.

Grupos de riesgo

Es probable que las personas del mismo grupo de riesgo respondan al tratamiento de la misma manera. Por ello, los médicos suelen utilizar los grupos de riesgo para planificar el tratamiento. Pregunte cómo afectará su grupo de riesgo a su tratamiento. **Consulte la Guía 2.**

En la LMC, el riesgo se calcula utilizando lo siguiente:

- Edad
- Tamaño del bazo en el examen físico
- Recuentos sanguíneos

En función de esta información, recibirá uno de los siguientes tratamientos:

- Índice de Sokal
- Índice de Hasford (EURO)
- Índice de supervivencia a largo plazo EUTOS (ELTS)

Esta puntuación le sitúa en un grupo de riesgo:

- Bajo
- Intermedio
- Alto

Además de su índice de riesgo, los siguientes factores son importantes:

- Si tiene otros problemas de salud graves denominados comorbilidades.
- Efectos secundarios y toxicidad de un inhibidor de la tirosina cinasa (TKI).
- Posibles interacciones entre el TKI elegido y cualquier medicamento, herbarios, suplemento o fármaco de venta libre que esté tomando.
- Si su seguro médico cubrirá un TKI determinado (existen TKI genéricos más económicos).
- Sus deseos o preferencias sobre las opciones de tratamiento.

Tratamiento primario

El primer o principal tratamiento administrado se denomina tratamiento primario. Depende de su grupo de riesgo.

Riesgo bajo

Para el riesgo bajo, las opciones de tratamiento preferidas son las siguientes:

- Imatinib o imatinib genérico (el imatinib genérico es igual en dosis, seguridad, potencia, calidad y rendimiento que el imatinib).
- TKI de segunda generación (bosutinib, dasatinib o nilotinib).
- Ensayo clínico.

Riesgo intermedio o alto

Para el riesgo intermedio o alto, la opción de tratamiento preferida es un TKI de segunda generación (bosutinib, dasatinib o nilotinib). El imatinib o el imatinib genérico y un ensayo clínico también son opciones.

Seguimiento

Para comprobar el grado de respuesta de la LMC al tratamiento dirigido, se le hará un seguimiento mediante qPCR utilizando la Escala Internacional (IS). La qPCR (IS) es la única herramienta lo suficientemente sensible como para detectar niveles muy bajos de *BCR::ABL1*.

Clasificación de la qPCR (IS)

La clasificación qPCR (IS) utiliza una línea de referencia estándar del 100 %. Este es el punto de partida o valor con el que se miden los resultados. Es el promedio de lo que se observa en individuos no tratados; es posible tener un valor superior al 100 %. Los cambios en las clasificaciones de la qPCR (IS) suelen describirse en términos de cambios logarítmicos. Los cambios logarítmicos pueden disminuir o aumentar. Un aumento logarítmico significa que el valor aumentó al menos 10 veces a partir del valor más bajo. Por ejemplo, un aumento del *BCR::ABL1* al 1,2 % desde un valor anterior del 0,12 % sería un aumento logarítmico. Un aumento logarítmico durante el tratamiento es motivo de preocupación y llevaría a su oncólogo a reevaluar la LMC.

Guía 3
Tipos de respuesta y definiciones

Respuesta hematológica (sanguínea) completa (RHC)	• Recuentos sanguíneos normales. • Ausencia de células inmaduras, tales como mielocitos, promielocitos o blastos en la sangre. • Ausencia de signos y síntomas de enfermedad (bazo de tamaño normal).
Respuesta citogenética (cromosoma Filadelfia)	• Respuesta citogenética completa (RCC): Sin cromosomas Filadelfia (Ph-). • Respuesta citogenética mayor (RCM): Ph+ entre 0 % y 35 %. • Respuesta citogenética parcial (RCP): Ph+ entre 1 % y 35 %. • Respuesta citogenética menor: Ph+ entre 36 % y 65 %.
Respuesta molecular (*BCR::ABL1*)	• Respuesta molecular temprana (RMT): El porcentaje de *BCR::ABL1* (IS) es igual o inferior al 10 % a los 3 y 6 meses. • Respuesta molecular mayor (RMM): El porcentaje de *BCR::ABL1* es del 0,1 % o menos. • Respuesta molecular profunda (RMP): El porcentaje de *BCR::ABL1* (IS) es igual o inferior al 0,01 % (MR4.0) o el porcentaje de *BCR::ABL1* (IS) es igual o inferior al 0,0032 % (MR4.5).
Recidiva	• Todo signo de pérdida de respuesta.

Hitos de respuesta

En el caso de la LMC, los resultados del tratamiento se analizan en términos de hitos de respuesta. El objetivo es alcanzar determinados hitos de respuesta en un plazo específico y mantenerlos.

Algunos hitos importantes son los siguientes:

- La **respuesta molecular temprana (RMT)** se define como un *BCR::ABL1* inferior al 10 % a los 3 y 6 meses. Es una señal de la eficacia del tratamiento a largo plazo. El siguiente hito es la respuesta citogenética completa a los 12 meses.
- La **respuesta citogenética completa (RCC)** es la ausencia del cromosoma Filadelfia (Ph-). El porcentaje de *BCR::ABL1* es del 1 % o menos. Se debería lograr una RCC a los 12 meses.
- La **respuesta molecular mayor (RMM)** se define como un *BCR::ABL1* inferior al 0,1 %. La RMM puede predecir una respuesta molecular profunda.
- La **respuesta molecular profunda (RMP)** se produce cuando el *BCR::ABL1* no puede detectarse, excepto con las pruebas más sensibles, o no puede detectarse en absoluto. En una RMP, el *BCR::ABL1* (IS) está en el 0,01 % o menos.

Para conocer los hitos del tratamiento, **consulte la Guía 4**.

No se alcanzan los hitos

Si el tratamiento no alcanza determinados hitos, es posible que la LMC sea resistente al TKI que está tomando.

En ese caso, se le preguntará lo siguiente:

- Si ha olvidado tomar alguna dosis.
- Si está tomando algún medicamento, fármacos de venta libre, herbarios o suplementos, o si ha habido algún cambio en los medicamentos que toma para el corazón, las alergias o la digestión.

Es muy importante que informe a su equipo de atención médica sobre las infusiones que bebe, como el té verde, y los suplementos que toma, como la cúrcuma. Podría ser una de las razones por las que su tratamiento no esté funcionando. Otra razón puede ser que la LMC tenga una nueva mutación resistente a los fármacos. Su equipo de atención médica lo tendrá en cuenta y solicitará las pruebas de mutaciones o biomarcadores que sean necesarias.

Tratamiento de segunda línea

Las opciones de tratamiento de segunda línea se basan en los resultados de la qPCR (IS) y en si se alcanzaron los hitos del tratamiento primario. Los hitos de respuesta se miden como el porcentaje de células con *BCR::ABL1* mediante qPCR (IS).
El objetivo es reducir el número de células de LMC con *BCR::ABL1* a menos del 1 % en un plazo de 12 meses.

Guía 4
Hitos del tratamiento temprano con *BCR::ABL1* (IS)

Si a los 3 meses	El porcentaje de *BCR::ABL1* (IS) es superior al 10 %, entonces hay una posible resistencia a los TKI.
	El porcentaje de *BCR::ABL1* (IS) está entre el 10 % y el 1 % (RMT), entonces se alcanzó el hito.
	El porcentaje de *BCR::ABL1* (IS) está entre el 1 % y el 0,1 % (RCC), entonces se alcanzó el hito.
	El porcentaje de *BCR::ABL1* (IS) es igual o inferior al 0,1 % (RMP), entonces se alcanzó el hito.
Si a los 6 meses	El porcentaje de *BCR::ABL1* (IS) es superior al 10 %, entonces hay resistencia a los TKI.
	El porcentaje de *BCR::ABL1* (IS) está entre el 10 % y el 1 % (RMT), entonces se alcanzó el hito.
	El porcentaje de *BCR::ABL1* (IS) está entre el 1 % y el 0,1 % (RCC), entonces se alcanzó el hito.
	El porcentaje de *BCR::ABL1* (IS) es igual o inferior al 0,1 % (RMP), entonces se alcanzó el hito.
Si a los 12 meses	El porcentaje de *BCR::ABL1* (IS) es superior al 10 %, entonces hay resistencia a los TKI.
	El porcentaje de *BCR::ABL1* (IS) está entre el 10 % y el 1 % (RMT), entonces hay una posible resistencia a los TKI.
	El porcentaje de *BCR::ABL1* (IS) está entre el 1 % y el 0,1 % (RCC), entonces se alcanzó el hito si el objetivo es la supervivencia a largo plazo. No se alcanzó el hito si el objetivo es la remisión libre de tratamiento.
	El porcentaje de *BCR::ABL1* (IS) es igual o inferior al 0,1 % (RMP), entonces se alcanzó el hito.

- El rojo indica que no se alcanzó el hito.
- El amarillo indica un área de preocupación y una posible resistencia a los TKI.
- El hito en verde claro se basa en el objetivo del tratamiento.
- El verde indica que se alcanzó el objetivo.
- El naranja indica una zona de preocupación y una posible resistencia a los TKI.

No se alcanzó el hito

Si el nivel de *BCR::ABL1* (IS) es superior al 10 % después de 6 meses o superior al 1 % después de 12 meses, significa que no se han alcanzado o mantenido los hitos del tratamiento. Si ha tomado el medicamento con regularidad, la siguiente opción es cambiar a otro TKI (no imatinib) y considerar la posibilidad de realizar pruebas de mutación. Si un trasplante de células hematopoyéticas (TCH) es una opción en el futuro, podría hablar con un experto en trasplantes.

Posible resistencia a los TKI

Podría tener una posible resistencia a los TKI si el número de células *BCR::ABL1* (IS):

- Es superior al 10 % después de 3 meses.
- Es superior al 1 % después de 12 meses.

Antes de seguir con el tratamiento, podría someterse a pruebas adicionales de biomarcadores y mutaciones. Dado que aún puede producirse una respuesta al tratamiento con más tiempo, podría continuar con el mismo TKI o cambiar a un TKI diferente.

Es posible que se haya alcanzado el hito

Para las personas con un *BCR::ABL1* (IS) entre el 0,1 % y el 1 % a los 12 meses, si el objetivo del tratamiento es:

- Supervivencia a largo plazo, entonces se ha alcanzado el hito y se continuará con el mismo TKI.
- Remisión libre de tratamiento (RLT), entonces no se logra el hito. Es posible que se cambie a otro TKI, que se le remita a un centro especializado en LMC o que se le recomiende para un ensayo clínico.

Remisión libre de tratamiento

En algunos casos, se puede interrumpir o suspender el tratamiento con TKI si se han logrado todos los hitos. Esto se denomina remisión libre de tratamiento (RLT). Su equipo de atención médica debe consultar con un especialista en LMC y revisar con usted en detalle los posibles riesgos y beneficios. Deberá estar de acuerdo (dar su consentimiento) para interrumpir el tratamiento y conocer los efectos secundarios de la suspensión del TKI.

Las personas en remisión que han interrumpido el tratamiento con TKI deben someterse a controles frecuentes. Deberá hacerse análisis de sangre con más frecuencia. Esto se hace para asegurarse de que su nivel de *BCR::ABL1* se controla atentamente. Si el nivel de *BCR::ABL1* aumenta por encima del 0,1 %, deberá reiniciar el tratamiento. Existe la posibilidad de que su cáncer reaparezca (recidiva) si deja de tomar el tratamiento dirigido. Pregunte a su equipo de atención médica sobre los riesgos.

Se alcanzó el hito

Si se han alcanzado los hitos, seguirá tomando el TKI. Es muy importante que no suspenda la medicación sin el consejo de su médico ni se salte ninguna dosis. Saltarse dosis provoca que las células leucémicas crezcan y desarrollen potencialmente resistencia al TKI. El seguimiento continuará indefinidamente.

Puntos clave

- En la LMC en fase crónica (LMC-FC), hay un aumento del número de glóbulos blancos (llamados granulocitos) que se encuentran en la sangre, la médula ósea o ambas. Menos de 15 de cada 100 células sanguíneas son blastos (<15 %).
- La LMC-FC es muy tratable.
- El tratamiento de la LMC-FC se basa en grupos de riesgo según la edad, el tamaño del bazo y los recuentos sanguíneos.
- Los resultados del tratamiento se analizan en términos de hitos. El objetivo es alcanzar y mantener determinados hitos del tratamiento en un plazo específico.
- Dos hitos muy importantes son la respuesta molecular temprana (RMT) a los 3 y 6 meses y la respuesta citogenética completa (RCC) a los 12 meses.
- El objetivo mínimo del tratamiento es reducir el número de células de LMC con *BCR::ABL1* a menos del 1 % en un plazo de 12 meses.

Es muy importante tomar todos los medicamentos exactamente según lo prescrito y no omitir ni saltear ninguna dosis.

Preguntas para hacer

- ¿Cuál es mi grupo de riesgo y cómo afecta esto a mis opciones de tratamiento?
- ¿Cuáles son mis opciones si el tratamiento no funciona como se espera?
- ¿Qué debo hacer si omito una dosis?
- ¿Qué decisiones se pueden tomar hoy?
- ¿Hay algún asistente social o alguien que pueda ayudarme a decidir sobre el tratamiento?

5
Fase avanzada

La fase acelerada (FA) y la fase blástica (FB) se conocen como LMC en fase avanzada. Estas fases se definen por un aumento de los blastocitos, mutaciones genéticas adicionales y leucemia que se extiende. Un trasplante de células hematopoyéticas (TCH) sería el siguiente paso del tratamiento en fase blástica para obtener las máximas probabilidades de remisión. Juntos, usted y su equipo de atención médica elegirán el plan de tratamiento que sea mejor para usted.

Pruebas

En la LMC en fase acelerada (LMC-FA), los blastos son mieloides. En la LMC en fase blástica (LMC-FB), los blastos pueden ser mieloides o linfoides. A diferencia de la LMC en fase crónica (LMC-FC), en la que todos los blastos son mieloides. Es posible que se realicen pruebas de antígenos leucocitarios humanos (HLA) si se prevé un trasplante de células hematopoyéticas (TCH).

Antes del tratamiento, se le realizarán pruebas para confirmar la fase avanzada de la LMC: acelerada o blástica. La fase se basa en el número y tipo de blastos, si hay nuevas mutaciones y si la LMC se ha extendido a tejidos y órganos fuera de la médula ósea o la sangre.

- **En la LMC-FA y la LMC-FB**, el porcentaje de blastos es superior al normal.
- **En la LMC-FB**, pueden encontrarse mieloblastos o linfoblastos en tejidos y órganos fuera de la médula ósea o la sangre. El proceso de maduración normal está alterado.

Para conocer las definiciones de la LMC en fase avanzada, **consulte la Guía 5**.

Guía 5
Definiciones de la LMC en fase avanzada

Acelerada	Cualquiera de los siguientes: • Los mieloblastos en sangre están entre el 15 % y el 29 %. • Los mieloblastos y promielocitos en sangre totalizan el 30 % o más. • Los basófilos en sangre son del 20 % o más. • El recuento de plaquetas es de 100 × 10^9/l o menos. • Se encuentran mutaciones adicionales en las células Ph+. • Cualquier aumento en los linfoblastos es una preocupación de que la fase blástica este comenzando.
Blástica	Cualquiera de los siguientes: • Se encuentra un 30 % o más de blastos en la sangre, en la médula ósea o en ambas. • Las células blásticas se encuentran en tejidos y órganos fuera de la médula ósea o la sangre.

Prueba de mutación

Con el tiempo pueden surgir nuevas mutaciones en el gen *BCR::ABL1*. Esto puede ocurrir a medida que la LMC progresa a fases avanzadas o durante el tratamiento de la enfermedad.

Las pruebas de mutaciones se realizan para detectar estas nuevas mutaciones. Las pruebas pueden realizarse en muestras de sangre o de médula ósea. Conviene realizarla antes de iniciar el tratamiento de la LMC en fase avanzada y ante cualquier evidencia convincente de pérdida de respuesta al tratamiento. Algunos tratamientos dirigidos funcionarán con determinadas mutaciones, mientras que otros no. Por lo tanto, el inhibidor de la tirosina cinasa (TKI) elegido se basará en el tipo de mutación genética. Hable con su equipo de atención médica sobre por qué se elige un determinado tratamiento y cómo podría funcionar mejor para su tipo y fase de LMC.

Planificación del tratamiento

Para planificar el tratamiento se tendrán en cuenta factores como la edad, los antecedentes médicos, los resultados de las pruebas y cualquier tratamiento con TKI previo. El objetivo del tratamiento es detener la progresión de la LMC a la fase acelerada o blástica.

Su equipo de atención médica tendrá en cuenta lo siguiente al planificar el tratamiento de la LMC en fase avanzada:

- ¿Su LMC progresó mientras recibía tratamiento con TKI?
- ¿Su LMC progresó mientras no recibía tratamiento?
- ¿Es candidato para un trasplante de células hematopoyéticas (TCH)?
- ¿Tiene leucemia en el sistema nervioso central (SNC)?
- ¿Qué mutaciones tiene su LMC?
- ¿Qué TKI tomó antes? ¿Su LMC no respondió o era resistente a determinados TKI?

Fase acelerada

En la LMC en fase acelerada (LMC-FA), el porcentaje de mieloblastos es elevado. El recuento de plaquetas puede ser bajo. En todas las fases, las células de la LMC contienen el cromosoma Filadelfia (Ph). Sin embargo, en las fases acelerada y blástica, puede haber nuevos cambios anormales en los cromosomas.

Opciones de tratamiento

El objetivo del tratamiento es detener la progresión de la LMC a la fase blástica. Para un control a largo plazo, es probable que se necesite un TCH alogénico (de donante). Para conocer las opciones de tratamiento, **consulte la Guía 6**.

Guía 6
Opciones de tratamiento: Fase acelerada

Ensayo clínico

TKI preferidos
- Bosutinib
- Dasatinib
- Nilotinib
- Ponatinib

Útil en algunos casos
- Imatinib o imatinib genérico
- Asciminib

Fase blástica

Los blastos en la LMC en fase blástica (LMC-FB) pueden ser mieloides (mieloblastos) o linfoides (linfoblastos).

- **En la fase blástica mieloide**, al menos 30 de cada 100 células (30 %) son blastos.
- **En la fase blástica linfoide**, cualquier número de linfoblastos anormales es preocupante.

Los blastos pueden encontrarse en tejidos y órganos fuera de la médula ósea o la sangre. Puede realizarse una punción lumbar si se sospecha la presencia de LMC en el líquido que rodea la columna vertebral o el cerebro.

Un TCH alogénico (de donante) o una quimioterapia intensiva seguirían al tratamiento inicial con TKI para la LMC en fase blástica.

Formación de glóbulos

Todos los glóbulos comienzan como células madre sanguíneas. Una célula madre sanguínea tiene que atravesar muchas etapas para transformarse en un glóbulo rojo, un glóbulo blanco o una plaqueta. La LMC afecta a los mielohemocitoblastos y provoca un exceso de granulocitos (un tipo de glóbulo blanco). Sin embargo, la LMC en fase avanzada puede afectar a los linfohemocitoblastos.

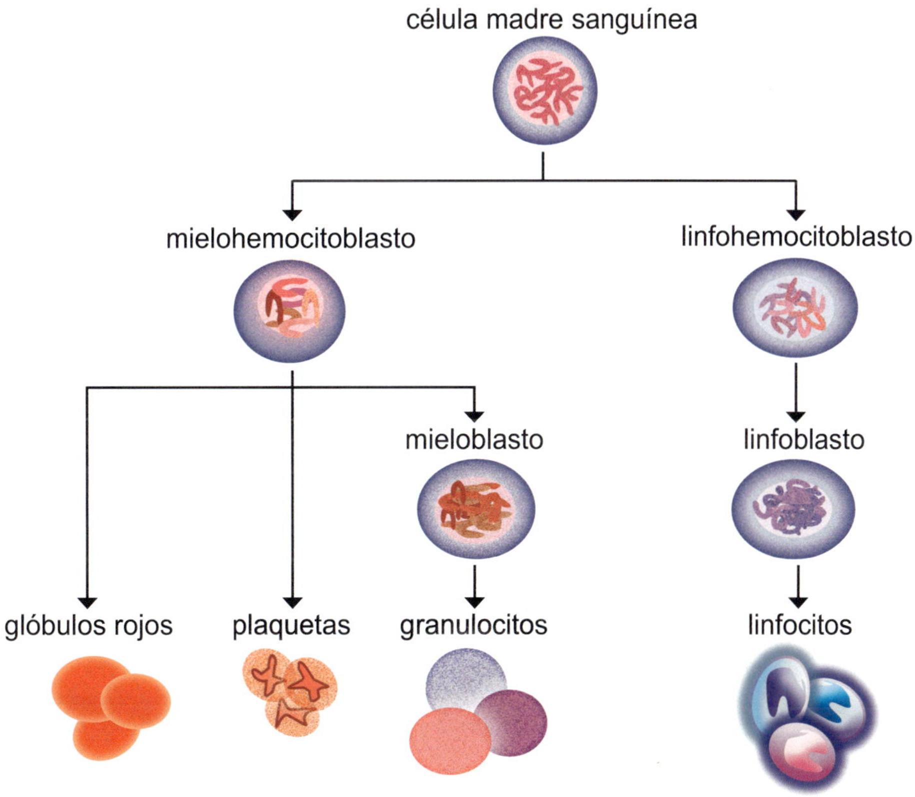

Opciones de tratamiento

Las opciones para la fase blástica linfoide incluyen:

- Ensayo clínico
- Quimioterapia de inducción tipo leucemia linfoblástica aguda (LLA) con un TKI (preferida)
- TKI con esteroides

Puede encontrar más información sobre los tratamientos de inducción de tipo LLA en NCCN.org/patientguidelines y en la aplicación NCCN Patient Guides for Cancer.

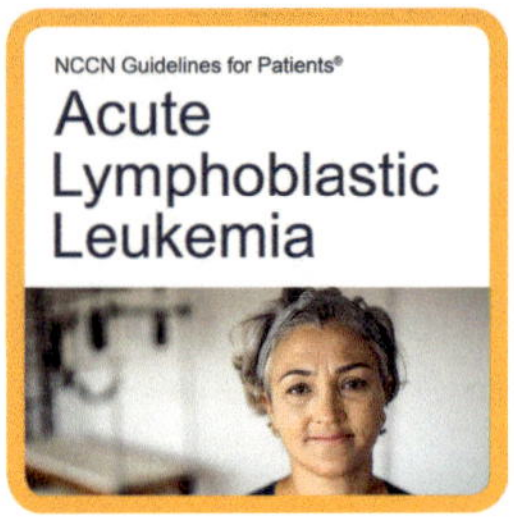

Las opciones para la fase blástica mieloide incluyen:

- Ensayo clínico
- Quimioterapia de inducción tipo leucemia mieloide aguda (LMA) con un TKI (preferida)
- TKI

Puede encontrar más información sobre los tratamientos de inducción de tipo LMA en NCCN.org/patientguidelines y en la aplicación NCCN Patient Guides for Cancer.

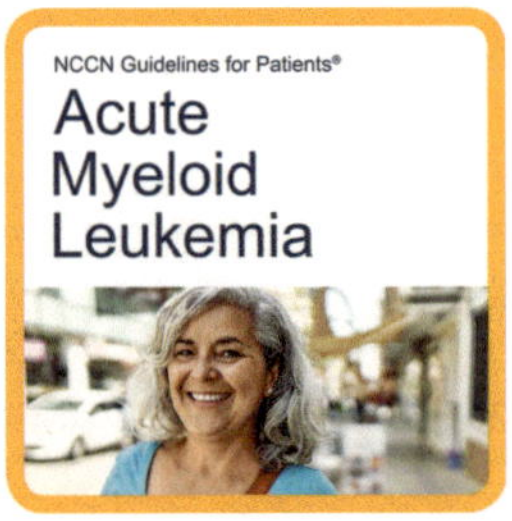

Después de un TCH

El trasplante de células hematopoyéticas (TCH) se utiliza para prevenir la progresión de la LMC. Es un tratamiento que se administra para curar la LMC. Sin embargo, esto no siempre ocurre. En un TCH alogénico se utilizan células madre de sangre sana (hematopoyéticas) de un donante que puede o no ser su pariente.

La respuesta de su organismo a un TCH depende de la edad, de si tiene otros problemas de salud graves (comorbilidades), del tipo de donante y del centro responsable del trasplante. Después de un TCH se le realizará una qPCR (IS) para comprobar si queda alguna célula con el cromosoma Filadelfia o el gen *BCR::ABL1*.

En una respuesta citogenética completa (RCC), no quedan cromosomas Filadelfia y el nivel de *BCR::ABL1* es del 1 % o menos.

RCC

Después de un TCH, se le controlará mediante qPCR. La qPCR se realizará cada 3 meses durante 2 años, y después cada 3 a 6 meses. Si la qPCR es negativa, se le seguirá controlando. Es posible que reciba tratamiento con TKI durante al menos un año después del trasplante si antes tenía LMC en fase acelerada (LMC-FA) o LMC en fase blástica (LMC-FB).

Si no está en RCC o en recidiva

Si los cromosomas Filadelfia o los genes *BCR::ABL1* permanecen después del TCH, o la LMC ha reaparecido, las opciones de tratamiento incluyen:

- TKI
- TKI con infusión de linfocitos de donante (DLI)
- Ensayo clínico

En una DLI recibirá leucocitos de la misma persona que donó células hematopoyéticas para el TCH. Las opciones de tratamiento se basan en el tipo de TKI que haya recibido anteriormente, su estado de salud actual, las mutaciones del gen *BCR::ABL1* y otros factores. Sus deseos también son importantes.

En una respuesta citogenética completa (RCC), no quedan cromosomas Filadelfia.

Puntos clave

- La fase acelerada y la fase blástica se conocen como LMC en fase avanzada. Estas fases se definen por un aumento de los blastocitos, mutaciones genéticas adicionales y leucemia que se extiende.
- En todas las fases, las células de la LMC contienen el cromosoma Filadelfia (Ph). Sin embargo, en la fase acelerada, puede haber nuevos cambios anormales en los cromosomas (mutaciones genéticas).
- Los TKI suelen utilizarse para tratar la LMC en fase avanzada. Puede añadirse quimioterapia o esteroides si se encuentra en fase blástica. Para un control a largo plazo, es necesario un trasplante de células hematopoyéticas (TCH) alogénico (de donante).

Preguntas para hacer

- ¿Qué tratamientos recomienda y por qué?
- ¿Algún tratamiento ofrece una cura? Si no es curable, ¿el tratamiento puede impedir que el cáncer se extienda?
- ¿Es importante el orden del tratamiento?
- ¿Qué efectos secundarios podría sufrir con este tratamiento?
- ¿Soy candidato para un TCH alogénico?

6
Otros recursos

¿Quiere saber más? Aquí le explicamos cómo obtener ayuda adicional.

Qué más hay que saber

Este libro puede ayudarle a mejorar su atención oncológica. En él se explican con claridad las recomendaciones de los expertos y se sugieren preguntas que puede hacerle a su equipo de atención médica. Pero no es el único recurso que tiene.

Puede recibir tanta información y ayuda como necesite. A muchas personas les interesa saber más sobre los siguientes temas:

- Los detalles de su salud y tratamiento.
- Formar parte de un equipo de atención médica.
- Obtener ayuda económica.
- Encontrar un proveedor de atención que sea experto en su campo.
- Cómo afrontar los efectos secundarios.

Qué más hacer

Su centro de salud puede ayudarle con los próximos pasos. Suelen disponer de recursos *in situ* para ayudarle a satisfacer sus necesidades y encontrar respuestas a sus preguntas. Los centros de salud también pueden informarle de los recursos existentes en su comunidad.

Además de la ayuda de sus proveedores, los recursos enumerados en la siguiente sección proporcionan apoyo a muchas personas como usted. Consulte la lista y visite los sitios web que se indican para obtener más información sobre estas organizaciones.

Dónde obtener ayuda

AnCan Foundation
ancan.org

BMT InfoNet (Blood & Marrow Transplant Information Network)
BMTInfoNet.org

Cancer*Care*
Cancercare.org

Cancer Hope Network
cancerhopenetwork.org

Imerman Angels
Imermanangels.org

Leukemia Research Foundation
leukemiarf.org

MedlinePlus
medlineplus.gov

National Bone Marrow Transplant Link (nbmtLINK)
nbmtLINK.org

National Cancer Institute (NCI)
cancer.gov/types/leukemia

National Coalition for Cancer Survivorship
canceradvocacy.org

NMDP
nmdp.org

The Leukemia & Lymphoma Society (LLS)
LLS.org/PatientSupport

Triage Cancer
triagecancer.org

Preguntas para hacer

- ¿Con quién debo hablar sobre vivienda, preparación de comidas y otras necesidades básicas?
- ¿Qué ayudas existen para el transporte, el cuidado de los niños y la atención domiciliaria?
- ¿Qué otros servicios están a mi disposición y a la de mis cuidadores?
- ¿Cómo me conecto con los demás para crear un sistema de apoyo?
- ¿Con quién puedo hablar si no me siento seguro en mi casa, el trabajo o mi barrio?

Dónde buscar ensayos clínicos

En los Estados Unidos

Centros oncológicos de NCCN
NCCN.org/cancercenters

The National Cancer Institute (NCI)
cancer.gov/about-cancer/treatment/clinical-trials/search

En el mundo

The U.S. National Library of Medicine (NLM)
clinicaltrials.gov

¿Necesita ayuda para buscar un ensayo clínico?

Servicio de Información de Cáncer (Cancer Information Service, CIS) del NCI
1.800.4.CANCER (1.800.422.6237)
cancer.gov/contact

Palabras que debe conocer

anatomopatólogo
Médico experto en el análisis de células y tejidos para detectar enfermedades.

antígeno leucocitario humano (HLA)
Proteínas especiales en la superficie de las células que ayudan al cuerpo a distinguir sus propias células de las extrañas.

aspiración de médula ósea
La extracción de una pequeña cantidad de médula ósea líquida que se analiza para determinar si hay una enfermedad.

biopsia de médula ósea
La extracción de una pequeña cantidad de hueso y médula ósea sólida que se analiza para determinar si hay una enfermedad.

célula blástica
Glóbulo blanco inmaduro. Puede ser mieloide o linfoide.

célula hematopoyética
Una célula hematopoyética inmadura a partir de la cual se generan todos los demás tipos de células sanguíneas. También llamada célula madre sanguínea.

célula madre sanguínea
Una célula hematopoyética inmadura a partir de la cual se generan todos los demás tipos de células sanguíneas. También llamada célula precursora hematopoyética.

citogenética
Es el estudio de los cromosomas.

citometría de flujo
Análisis que observa ciertas sustancias en la superficie de las células para identificar el tipo de células que está presente.

cromosoma Filadelfia (Ph)
Cromosoma 22 anómalo y corto que se forma cuando partes de los cromosomas 9 y 22 se intercambian entre sí. Es el sello distintivo de la leucemia mieloide crónica y contiene el gen *BCR::ABL1*.

cromosomas
Largas cadenas que contienen paquetes de instrucciones codificadas (genes) en las células para generar y controlar las células.

enfermedad de injerto contra huésped (EICH)
Enfermedad que se produce cuando las células madre sanguíneas trasplantadas atacan a las células normales del paciente.

escala internacional (IS)
Escala estandarizada para medir e informar de los resultados de una prueba muy sensible que mide el número de células que tienen el gen *BCR::ABL1*.

fase avanzada
Una clasificación de la leucemia mieloide crónica, cuando el número de células sanguíneas inmaduras (células blásticas) es elevado y provoca síntomas.

gen
Serie de instrucciones codificadas en las células para crear nuevas células y controlar la forma en que se comportan.

gen BCR::ABL1
Gen anómalo que se forma cuando el gen *BCR* y el gen *ABL1* se unen en el cromosoma Filadelfia. También denominado gen de fusión *BCR::ABL1*.

gen de fusión
Gen que se forma cuando se unen partes de dos genes distintos.

granulocito
Un tipo de glóbulo blanco que tiene pequeñas partículas (gránulos).

hematólogo
Médico experto en enfermedades de la sangre.

hematopatólogo
Médico que se especializa en enfermedades de la sangre mediante la observación de las células al microscopio.

hibridación fluorescente *in situ* (FISH)
Análisis de laboratorio que usa tintes especiales para buscar cambios anormales en los genes de una célula.

infusión de linfocitos de donantes (DLI)
Procedimiento en el que una persona recibe glóbulos blancos de la misma persona que donó células hematopoyéticas para el trasplante.

inhibidor de la tirosina cinasa (TKI)
Un tipo de fármaco que se une a la proteína BCR::ABL1 para que no pueda enviar señales de crecimiento.

leucemia linfoblástica aguda (LLA)
Cáncer de crecimiento rápido que provoca la formación de demasiados glóbulos blancos inmaduros denominados linfoblastos.

leucemia mieloide aguda (LMA)
Cáncer de crecimiento rápido que provoca la formación de demasiados glóbulos blancos inmaduros, denominados mieloblastos.

leucemia mieloide crónica (LMC)
Cáncer de crecimiento lento que comienza en la médula ósea y causa que se produzcan demasiados granulocitos.

linfático
Hace referencia a un tipo de glóbulo blanco llamado linfocito.

LMC en fase acelerada (LMC-FA)
Segunda fase de la progresión de la leucemia mieloide crónica, en la que aumenta el número de células blásticas.

LMC en fase blástica (LMC-FB)
Fase final de la leucemia mieloide crónica, que presenta el mayor número de células blásticas en la sangre y la médula ósea y puede ser potencialmente mortal. Los blastos pueden ser mieloides o linfoides. También llamada crisis blástica.

LMC en fase crónica (LMC-FC)
Primera fase de la leucemia mieloide crónica, en la que el número de glóbulos blancos es superior al normal pero es posible que no cause síntomas.

médula ósea
Tejido blando similar a una esponja que está en el centro de la mayoría de los huesos donde se producen las células sanguíneas.

mieloide
Hace referencia a un tipo de glóbulo blanco llamado granulocito.

pronóstico
La evolución y el resultado probables o previstos de una enfermedad.

proteína BCR::ABL1
Proteína anómala producida por el gen de fusión *BCR::ABL1* que provoca la producción de un número excesivo de glóbulos blancos anómalos.

prueba de mutación
Una prueba que busca cambios anormales en los genes (las instrucciones codificadas en las células para generar y controlar las células).

quimioterapia
Medicamentos que eliminan las células que se dividen rápido, tanto las cancerosas como las normales.

reacción en cadena de la polimerasa con transcriptasa inversa cuantitativa (qPCR)
Una prueba muy sensible que mide el número de células de la sangre o la médula ósea que tienen el gen *BCR::ABL1*.

recidiva
El retorno o el agravamiento del cáncer después de un período de mejoría.

reducción logarítmica
Disminución del número de células que tienen el gen *BCR::ABL1*.

remisión
Signos leves o inexistentes de cáncer.

resistencia
Cuando el cáncer no responde al tratamiento farmacológico.

respuesta al tratamiento
Evolución o mejora de la enfermedad causada por el tratamiento.

respuesta citogenética completa (RCC)
Cuando en las pruebas no se encuentra ninguna copia del cromosoma Filadelfia.

respuesta molecular
Mejora relacionada con el tratamiento, cuando en las pruebas se detecta una disminución del número de células que tienen el gen *BCR::ABL1*.

respuesta molecular mayor (RMM)
Una mejora relacionada con el tratamiento, cuando en las pruebas se detectan 3 reducciones logarítmicas de los niveles de *BCR::ABL1*. Significa que hay 1000 veces menos células con el gen *BCR::ABL1* que el nivel de referencia estandarizado.

respuesta molecular profunda (RMP)
No se detectan copias del gen anómalo *BCR::ABL1* o se detectan copias a un nivel muy bajo mediante una prueba muy sensible.

respuesta molecular temprana (RMT)
Cuando el porcentaje de *BCR::ABL1* es inferior al 10 % a los 3 meses y a los 6 meses.

sistema inmunitario
Defensa natural del cuerpo contra las infecciones y las enfermedades.

transfusión
Reemplazar la sangre perdida por sangre nueva.

translocación
Cuando partes de dos cromosomas (cadenas largas de instrucciones codificadas para controlar las células) se desprenden y se intercambian entre sí.

trasplante alogénico de células hematopoyéticas (TCH)
Tratamiento en el que el paciente recibe células hematopoyéticas (que producen sangre) de otra persona para reemplazar las células dañadas o enfermas en la médula ósea. También llamado trasplante alogénico de células madre (TCH).

trasplante de células hematopoyéticas (TCH)
Tratamiento que sustituye las células dañadas o enfermas de la médula ósea por células hematopoyéticas sanas. También se llama trasplante de células precursoras (SCT) o trasplante de médula ósea (BMT).

tratamiento complementario
Tratamiento para los síntomas o problemas de salud causados por el cáncer o por su tratamiento.

tratamiento de segunda línea
El siguiente tratamiento utilizado contra una enfermedad después de que el primero fracasó o tuvo que interrumpirse.

tratamiento dirigido
Un tratamiento con medicamentos dirigidos específicamente a una característica específica o única de las células cancerosas.

Colaboradores de NCCN

Esta guía para pacientes se basa en NCCN Clinical Practice Guidelines in Oncology (NCCN Guidelines®) para el tratamiento de leucemia mieloide crónica, versión 1.2025. Fue adaptada, revisada y publicada con la colaboración de las siguientes personas:

Dorothy A. Shead, máster en Ciencias
Directora ejecutiva de Operaciones de Información para Pacientes

Tanya Fischer, máster en Educación, máster en Ciencia de Librería e Información
Redactora médica sénior

Susan Kidney
Especialista ejecutiva en Diseño Gráfico

La redacción de NCCN Clinical Practice Guidelines in Oncology (NCCN Guidelines®) para el tratamiento de la leucemia mieloide crónica, versión 1.2025, estuvo a cargo de los siguientes miembros del panel de NCCN:

* Dr. Neil P. Shah, doctor en Medicina/ presidente
UCSF Helen Diller Family Comprehensive Cancer Center

*Dr. Ravi Bhatia, vicepresidente
O'Neal Comprehensive Cancer Center, UAB

Dra. Jessica K. Altman
Robert H. Lurie Comprehensive Cancer Center, Northwestern University

Dra. Maria Amaya, doctora en Medicina
University of Colorado Cancer Center

Dr. Kebede H. Begna
Mayo Clinic Comprehensive Cancer Center

Dra. Ellin Berman
Memorial Sloan Kettering Cancer Center

Dra. Onyee Chan
Moffitt Cancer Center

* Dra. Joan Clements
CML Buster Foundation

Dr. Robert H. Collins, jr.
UT Southwestern Simmons Comprehensive Cancer Center

Dr. Peter T. Curtin
City of Hope National Medical Center

Dr. Daniel J. DeAngelo, doctor en Medicina
Dana-Farber/Brigham and Women's Cancer Center

Dr. Michael Drazer, doctor en Medicina
The UChicago Medicine Comprehensive Cancer Center

Dra. Lori J. Maness
Fred and Pamela Buffett Cancer Center

Dr. Leland Metheny
Case Comprehensive Cancer Center/ University Hospitals Seidman Cancer Center and Cleveland Clinic Taussig Cancer Institute

Dr. Sanjay Mohan, máster en Ciencias de la Investigación
Vanderbilt-Ingram Cancer Center

Dra. Vivian Oehler
Fred Hutchinson Cancer Center

Dra. Iskra Pusic, máster en Ciencias de la Investigación
Siteman Cancer Center, Barnes-Jewish Hospital and Washington University School of Medicine

* Dra. Lindsay Rein
Duke Cancer Institute

Dra. Michal G. Rose
Yale Cancer Center/Smilow Cancer Hospital

Dr. Koji Sasaki, doctor en Medicina
The University of Texas MD Anderson Cancer Center

* Dr. William Shomali
Stanford Cancer Institute

Dr. B. Douglas Smith
Johns Hopkins Kimmel Cancer Center

* Dr. Michael Styler
Fox Chase Cancer Center

Dr. Moshe Talpaz
University of Michigan Rogel Cancer Center

Dra. Tiffany N. Tanaka
UC San Diego Moores Cancer Center

* Srinivas Tantravahi, licenciado en Medicina y Cirugía
Huntsman Cancer Institute, University of Utah

Dr. James Thompson, máster en Ciencias
Roswell Park Comprehensive Cancer Center

* Dr. Steven Tsai, doctor en Medicina
UCLA Jonsson Comprehensive Cancer Center

Dra. Jennifer Vaughn, máster en Salud Pública
The Ohio State University Comprehensive Cancer Center - James Cancer Hospital and Solove Research Institute

Dra. Jeanna Welborn
UC Davis Comprehensive Cancer Center

* Dr. David T. Yang
University of Wisconsin Carbone Cancer Center

NCCN

Kris Gregory, enfermera registrada, máster en Ciencias de Enfermería
Vicepresidente sénior, Clinical Information Programs

Hema Sundar, doctora en Ciencias de la.Salud
Gerente sénior de Contenido Clínico Global

* Revisaron esta guía para pacientes. Para conocer las declaraciones políticas y conflictos de intereses, visite NCCN.org/disclosures.

Centros oncológicos de NCCN

Abramson Cancer Center,
University of Pennsylvania
Filadelfia, Pensilvania
+1 800.789.7366 • pennmedicine.org/cancer

Case Comprehensive Cancer Center/
University Hospitals Seidman Cancer Center and
Cleveland Clinic Taussig Cancer Institute
Cleveland, Ohio
UH Seidman Cancer Center
+1 800.641.2422 • uhhospitals.org/services/cancer-services
CC Taussig Cancer Institute
+1 866.223.8100 • my.clevelandclinic.org/departments/cancer
Case CCC
+1 216.844.8797 • case.edu/cancer

City of Hope National Medical Center
Duarte, California
+1 800.826.4673 • cityofhope.org

Dana-Farber/Brigham and Women's Cancer Center | Mass
General Cancer Center
Boston, Massachusetts
+1 877.442.3324 • youhaveus.org
+1 617.726.5130 • massgeneral.org/cancer-center

Duke Cancer Institute
Durham, Carolina del Norte
+1 888.275.3853 • dukecancerinstitute.org

Fox Chase Cancer Center
Filadelfia, Pensilvania
+1 888.369.2427 • foxchase.org

Fred & Pamela Buffett Cancer Center
Omaha, Nebraska
+1 402.559.5600 • unmc.edu/cancercenter

Fred Hutchinson Cancer Center
Seattle, Washington
+1 206.667.5000 • fredhutch.org

Huntsman Cancer Institute, University of Utah
Salt Lake City, Utah
+1 800.824.2073 • healthcare.utah.edu/huntsmancancerinstitute

Indiana University Melvin and Bren Simon
Comprehensive Cancer Center
Indianápolis, Indiana
+1 888.600.4822 • www.cancer.iu.edu

Johns Hopkins Kimmel Cancer Center
Baltimore, Maryland
+1 410.955.8964
www.hopkinskimmelcancercenter.org

Mayo Clinic Comprehensive Cancer Center
Phoenix/Scottsdale, Arizona
Jacksonville, Florida
Rochester, Minnesota
+1 480.301.8000 • Arizona
+1 904.953.0853 • Florida
+1 507.538.3270 • Minnesota
mayoclinic.org/cancercenter

Memorial Sloan Kettering Cancer Center
Nueva York, Nueva York
+1 800.525.2225 • mskcc.org

Moffitt Cancer Center
Tampa, Florida
+1 888.663.3488 • moffitt.org

O'Neal Comprehensive Cancer Center, UAB
Birmingham, Alabama
+1 800.822.0933 • uab.edu/onealcancercenter

Robert H. Lurie Comprehensive Cancer Center,
Northwestern University
Chicago, Illinois
+1 866.587.4322 • cancer.northwestern.edu

Roswell Park Comprehensive Cancer Center
Búfalo, Nueva York
+1 877.275.7724 • roswellpark.org

Siteman Cancer Center, Barnes-Jewish Hospital
and Washington University School of Medicine
San Luis, Misuri
+1 800.600.3606 • siteman.wustl.edu

St. Jude Children's Research Hospital/
The University of Tennessee Health Science Center
Memphis, Tennessee
+1 866.278.5833 • stjude.org
+1 901.448.5500 • uthsc.edu

Stanford Cancer Institute
Stanford, California
+1 877.668.7535 • cancer.stanford.edu

The Ohio State University Comprehensive Cancer Center -
James Cancer Hospital and Solove Research Institute
Columbus, Ohio
+1 800.293.5066 • cancer.osu.edu

The UChicago Medicine Comprehensive Cancer Center
Chicago, Illinois
+1 773.702.1000 • uchicagomedicine.org/cancer

The University of Texas MD Anderson Cancer Center
Houston, Texas
+1 844.269.5922 • mdanderson.org

UC Davis Comprehensive Cancer Center
Sacramento, California
+1 916.734.5959 • +1 800.770.9261
health.ucdavis.edu/cancer

UC San Diego Moores Cancer Center
La Jolla, California
+1 858.822.6100 • cancer.ucsd.edu

UCLA Jonsson Comprehensive Cancer Center
Los Ángeles, California
+1 310.825.5268 • uclahealth.org/cancer

UCSF Helen Diller Family
Comprehensive Cancer Center
San Francisco, California
+1 800.689.8273 • cancer.ucsf.edu

University of Colorado Cancer Center
Aurora, Colorado
+1 720.848.0300 • coloradocancercenter.org

University of Michigan Rogel Cancer Center
Ann Arbor, Míchigan
+1 800.865.1125 • rogelcancercenter.org

University of Wisconsin Carbone Cancer Center
Madison, Wisconsin
+1 608.265.1700 • uwhealth.org/cancer

UT Southwestern Simmons
Comprehensive Cancer Center
Dallas, Texas
+1 214.648.3111 • utsouthwestern.edu/simmons

Vanderbilt-Ingram Cancer Center
Nashville, Tennessee
+1 877.936.8422 • vicc.org

Yale Cancer Center/Smilow Cancer Hospital
New Haven, Connecticut
+1 855.4.SMILOW • yalecancercenter.org

Comparta su opinión con nosotros.

Complete nuestra encuesta y contribuya para que NCCN Guidelines for Patients sea mejor para todos.

NCCN.org/patients/comments

Índice

Made in the USA
Monee, IL
05 November 2026

67379951R00036